러시아어권 의료 용어

본 과제(결과물)는 교육과학기술부의 재원으로 한국연구재단의 지원을 받아 수행된 광역경제권 선도산업 인재양성사업의 연구결과입니다.

러시아어권 의료 용어

| 최태강 · 이리나 지음 |

小花

머리말

이 책은 러시아어권 의료관광객을 대상으로 한 의료 관련 대화 및 병원관계자들과 대화에 필요한 의료 용어, 건강 관련 문장, 의료 관련 다양한 상황에서 할 수 있는 대화 등을 포함하고 있다. 따라서 이 책은 러시아어권 의료관광에 참여하는 통번역사 및 코디네이터 직종의 학생에게 의료 용어에 대한 폭넓은 지식을 줄 것이며, 이러한 지식을 바탕으로 러시아어권에서 오는 의료관광객들을 대상으로 현장에서 보다 질 좋은 의료서비스를 하는 데 큰 역할을 할 것이다.

이 책은 러시아 의료 용어에 대한 쉽고 체계적이면서도 종합적인 접근을 통하여 학습 효과를 높일 수 있도록 다음 사항들에 중점을 두었다.

첫째, 본 교재는 각 단원별로 크게 세 가지(단어와 표현, 예문, 대화)로 구성되어 있어 반복적인 학습을 통해 해당 의료 부문에 대한 이해도를 높이는 데 중점을 두었다.

둘째, 각 단원별로 관련된 내용을 중심으로 대화를 연습할 수 있도록 세 가지 종류의 다양한 대화를 학습할 수 있도록 했다.

셋째, 제III장에 한방의료관광 관련 내용을 독립된 장으로 마련하여, 학생들이 한방의료 용어에 대한 이해를 높이는 데 도움이 되도록 했다.

넷째, 제IV장에 의료 용어와 관련된 단어들을 모아 의료 용어 사전을 만들어 학생들이 학습할 때 도움을 주도록 했다.

끝으로 이 책이 출판되기까지 여러 면에서 수고해 주신 소화출판사 편집진에게 진심으로 감사드린다.

Содержание (차례)

I.

Тело (몸)

I. Тело (몸)

1. Телосложение (몸의 구조)

1) Слова и словосочетания (단어와 표현)

· Организм человека	인체
· Телосложение	체격
· Тело	신체
· Рост	신장
· Вес	체중
· Лицо	안면
· Глаз, глаза	눈
· Бровь	눈썹
· Веко	눈꺼풀
· Ресница	속눈썹
· Нос	코
· Переносица	양미간
· Ноздря	콧구멍
· Усы	콧수염
· Борода	턱수염
· Ухо, уши	귀
· Щека, Щёки	뺨
· Скула, Скулы	광대뼈
· Губа, Губы	입술
(Верхняя губа 윗입술 / Нижняя губа	아랫입술)
· Рот	입
· Язык	혀
· Горло	인후
· Зуб, Зубы	치(齒)

· Десна, Дёсны 치은
· Лоб 이마
· Висок, Виски 관자놀이
· Затылок 목덜미
· Голова 머리
· Волосы 두발
· Лысина, ы 대머리
· Скальп, а 두피
· Рука, Руки 손
(Правая рука 오른손 / Левая рука 왼손)
· Шея 목
· Подбородок 턱
· Плечо, плечи 어깨
(Правое плечо 오른쪽 어깨 / Левое плечо 왼쪽 어깨)
· Подмышка(ки) 겨드랑이
· Локоть, локти 팔꿈치
· Ладонь 손바닥
· Запястье 손목
· Палец, Пальцы 손가락
· Большой палец 엄지
· Указательный палец 검지
· Средний палец 셋째 손가락
· Безымянный палец 넷째 손가락
· Мизинец 다섯째 손가락
· Ноготь 손톱
· Спина 등
· Лопатка, Лопатки 견갑골
· Позвоночник 척추
· Бедро 넓적다리
· Сустав 관절
· Мышца 근육

- · Нога, Ноги 다리
- (Правая нога 오른쪽 다리 / Левая нога 왼쪽 다리)
- · Колено 무릎
- · Икра 종아리
- · Стопа, Ступня 발
- · Лодыжка 발목
- · Палец на ноге 발가락
- · Подошва стопы 발바닥
- · Пятка 뒤꿈치
- · Плоскостопие 평발
- · Грудь 가슴
- · Живот 배, 복부
- · Пуп(ок) 배꼽
- · Двигаться(двигается) 운동하다
- · Переутомление 피로
- · Одеревенеть 마비되다
- · Онеметь 벙어리가 되다, 감각을 잃다
- · Ломать 깨지다, 망치다
- · Интесивный 집중적인
- · Физическое напряжение 육체적 긴장
- · Кружиться 어지럽다
- · Плыть 행동하다
- · Припухнуть 부어오르다
- · Сухой 여윈
- · Обильно 통통한
- · Почувствовать боль 통증을 느끼다
- · Откройте рот 입을 벌리세요
- · Покажите язык 혀를 보여 주세요
- · Дышите (дышать) 숨 쉬어 보세요
- · Вдох (숨을) 들이마시세요
- · Выдох (숨을) 내뱉으세요

· Задержите дыхание (задержать)	숨을 멈추세요
· Выписать (что?) лекарство	약을 처방하다
· Рентгеновский снимок (рентген)	렌트겐 사진(렌트겐의)
· Назначить (что?) лечение	치료를 정하다

2) Примеры выражений (예문)

· Боль в груди отдаёт в левую руку.

· У него не двигается шея.

· От сильного переутомления его руки и ноги одеревенели.

· У меня болит плечо.

· У меня онемели ноги.

· У меня боли в груди.

· У меня всё тело ломит.

· У меня ноющая боль в коленях.

· Голова раскалывается от боли.

· У меня интесивная боль в области сердца.

· У меня появляется боль при физических напряжениях.

· У меня появляется одышка при физической нагрузке.

· Болевой приступ продолжается несколько минут.

· Болевой приступ прекращается с прекращением физической нагрузки.

· У меня болит горло.

· Ощущение боли в области живота.

· Боль наступает когда несу что-нибудь тяжёлое.

· Боль в спине и в позвоночнике.

· Боль в спине появляется во время сна и отдыха.

· Я чувствую боль в висках.

· У меня сильно кружится голова.

· Всё плывёт перед глазами.

· Ощущение боли в грудной клетке.

· Боль по всему животу.

· У меня немного припухли губы.

· Ваш язык сухой и обильно покрыт налётом.

3) Диалог (대화)

Диалог 1

Врач : Здравствуйте!

Пациент : Здравствуйте!

В : На что вы жалуетесь?

П : У меня болит правое плечо и правая рука.

В : Когда вы почувствовали боль?

П : Я почувствовал боль 2 дня назад. Я много работал, и от сильного переутомления мои руки и ноги одеревенели.

В : Что случилось потом?

П : Потом я почувствовал ноющую боль в плече.

В : А шея у вас болит?

П : Да, у меня не двигается шея.

В : У вас болит вся рука или у вас болит часть руки?

П : У меня болит вся рука: запястье, предплечье, кисть.

В : Хорошо, сначала вам нужно сделать рентген, а потом я назначу вам лечение.

П : Спасибо, до свидания.

Диалог 2

Врач : Здравствуйте!

Пациент : Здравствуйте!

В : Что вас беспокоит?

П : У меня болит голова и немного припухли губы.

В : Давайте посмотрим, откройте рот, шире. Покажите язык! Высуньте язык больше вперёд. Так. Язык у вас обложен. Закройте рот.

П : Что-нибудь серьёзное?

В : Ваш язык сухой и обильно покрыт налётом. Нужно проверить дыхание. Разденьтесь до пояса! Дышите, дышите глубже! Повернитесь ко мне спиной. Сделайте вдох, выдох и задержите дыхание.

П : У меня возникают боли в груди при дыхании.

В : Да, дыхание очень частое. Что-нибудь беспокоит ещё?

П : Нет.

В : Хорошо, тогда я назначу вам кардиограмму, а потом выпишу лекарства.

П : Спасибо. До свидания.

Диалог 3

Пациент : Здравствуйте.

Врач : Здравствуйте. Слушаю вас.

П : У меня сильные боли в спине. Особенно больно когда наклоняюсь.

В : Где именно болит?

П : Под лопаткой. Вот тут.

В : Когда появляются боли?

П : Боль появляется при физической нагрузке.

В : Сколько продолжается болевой приступ?

П : Болевой приступ продолжается несколько минут.

В : Когда прекращается боль?

П : Боль прекращается с прекращением физической нагрузки.

В : Когда отдыхаете или спите боль ощущаете?

П : Нет, но чувствую боль когда несу что-нибудь тяжёлое.

В : Давайте сначала сделаем рентгеновский снимок, а потом я назначу лечение.

П : Хорошо.

2. Симптомы общего состояния (몸의 증상)

1) Слова и словосочетания (단어와 표현)

· Общее состояние	일반 상태
· Признаки жизни	생명징후
· Обычное питание	일반 영양 상태
· Питание	영양
· Спина	등
· Подкожный жир	피하지방
· Лежачий	누워 있는
· Акромегалия	말단비대증
· Недомогание	불쾌감
· Вялость	기력이 없는
· Усталость	피로
· Быстро уставать	쉽게 피로함
· Расплывчатое чувство боли	통증을 희미하게 느끼다
· Нервозность	신경질
· Бессонница	불면
· Потеря аппетита	식욕부진
· Общая слабость	전신허약
· Головокружение	어지러움증
· Потеря веса	체중 감소
· Увеличение веса	체중 증가
· Сонливость, дремота	기면 상태, 졸음
· Прострация, упадок сил	쇠약
· Общий упадок сил	전신(신경)쇠약
· Озноб, дрожь	한기
· Икота (икание, икать)	딸꾹질(딸꾹질하다)
· Зевота, зевать	하품, 하품하다
· Пот, Потеть	땀, 땀 흘리다
· Знобит, Лихорадит	떨립니다

· Температура	온도
· Пульс	맥박
· Давление (нормальное, повышенное, пониженное)	혈압 (정상의, 고도의, 저하의)
· Отёки тела	전신부종
· Общий паралич	전신마비
· Кома (быть в коме)	혼수상태
· Пациент (больной)	환자
· Ноги подгибаются (подгибаться)	다리가 후들후들하다
· Судорога	경련
· Подёргивания мышц (подёргивать, дёргать)	근육경련
· Похудеть (худеть)	여위다
· Время суток (утро, день, вечер, ночь)	24시간
· Преимущественно (больше всего)	우월한
· Необходимо (нужно, надо)	필요에 따라
· Сделать анализы (анализ крови, мочи, кала)	진료하다(혈액검사, 소변검사, 대변검사)
· Направление на анализы	진료 경향
· Горячее молоко	따뜻한 우유
· Чай с мёдом (малиной)	꿀을 탄 차(열매즙)
· Получать стрессы (стресс)	스트레스 받다
· Ответственная работа	중요한 일
· Успокоительный	안심시키는
· Нездоровиться (нездоров (а))	건강하지 않다
· Усталый вид	피곤한 모습
· Измерять (что?) температуру, пульс, давление.	온도, 맥박, 혈압 등을 측정하다
· Противогриппозная прививка	독감 예방주사
· Рекомендовать	추천하다

2) Примеры выражений (예문)

· Пациент в коме и совершенно не реагирует.

· На протяжении 5 месяцев он чувствовал усталость, слабость и головокружение.

· Она очень быстро устаёт и не может стоять более 10 минут.

· Ноги не держат, как будто подгибаются.

· Быстро устаю и всё время хочется лежать в постели.

· Отекает лицо ноги и руки.

· Сводит судорогой пальцы на ногах.

· Иногда чувствую какие-то подёргивания кожи.

· Мелкие подёргивания мышц.

· Она чувствует головокружение и у неё в галазах появляются тёмные точки.

· Она все время чувствует усталость.

· Ещё 2 года назад у него было хорошее здоровье.

· У больного уже 4 дня температура 38.6℃.

· Вчера температура поднялась до 41.6℃ и начался озноб.

· Пациент жалуется на температуру и лихорадку днём.

· Он жалуется на боль в спине.

· Он жалуется на боль в животе.

· Вчера температура упала до 34℃.

· У него была температура в течении недели.

· Всю неделю у него была высокая температура.

· Она сильно похудела.

· У него нет аппетита.

· У него был избыточный вес в течении многих лет, из-за неконтролируемого аппетита.

· В течении последних двух месяцев он потерял 45 футов.

· Он расположен к полноте (увеличению веса).

· Она не может устоять перед жирной пищей.

· Он не может спать более нескольких часов, хотя он и чувствует сонливость.

· На протяжении 3 месяцев у этого больного была бессоница.

· У него проблемы с засыпанием.

· Она легко просыпается.

3) Диалог (대화)

Диалог 1

Врач : Здравствуйте!

Пациент : Здравствуйте!

В : Скажите, пожалуйста, что вас беспокоит?

П : У меня общая слабость.

В : Вы много работаете?

П : Я не могу работать много, потому что я быстро устаю.

В : В какое время суток преимущественно наступает слабось: по утрам, в течении всего дня, по вечерам?

П : Больше по вечерам.

В : Есть ещё какие-нибудь жалобы?

П : Да, я чувствую вялость.

В : У вас хороший аппетит?

П : Нет, у меня нет аппетита, я сильно похудел.

В : Что вас ещё беспокоит?

П : Потливость.

В : Потливость очень сильная?

П : Да, очень. Никогда раньше так сильно не потел.

В : У вас общий упадок сил, необходимо сделать анализы, я дам вам направление на анализы.

П : Я должен сделать анализы и прийти сюда опять?

В : Да, после анализов приходите сюда опять.

Диалог 2

Врач : Здравствуйте!

Пациент : Здравствуйте!

В : Что вас беспокоит?

П : Вот уже 4 дня у меня температура.

В : До каких цифр поднялась температура?

П : 38.2℃.

В : Лекарства от температуры принимали?

П : Нет, вечером пил горячее молоко с мёдом и чай с малиной.

В : А сегодня у вас есть температура?

П : Да, сегодня утром температура поднялась до 41.6℃ и был озноб.

В : Когда обычно поднимается температура?

П : Обычно температура поднимается днём.

В : Что вы чувствуете, когда поднимается температура?

П : Я чувствую сильную слабость и мне кажется, что вот-вот упаду. Я покрываюсь весь потом.

В : Как вы спите?

П : Я сплю только несколько часов, хотя и чувствую сонливость.

В : Есть ли у вас бессоница?

П : На протяжении 3 месяцев у меня была бессоница, а ещё я плохо засыпаю и легко просыпаюсь.

В : Получали вы стрессы в последнее время.

П : Да, у меня ответственная работа и я получаю много стрессов.

В : Я пропишу вам лекарство от температуры и успокоительное. Вам ещё нужно сделать рентгеноскопию лёгких.

П : Хорошо. Как я должен принимать лекарства?

В : Принимайте лекарство регулярно три раза в день.

П : Спасибо.

В : До свидания.

Диалог 3

Врач : Здравствуйте!

Пациент : Здравствуйте!

В : Слушаю вас.

П : Мне нездоровиться.

В : Да, у вас усталый вид. Что с вами?

П : Я все время чувствую усталость.

В : Когда вы почувствовали себя плохо?

П : Неделю назад.

В : Может быть, вы недавно чем-нибудь болели?

П : Нет, я уже давно ничем не болел.

В : Вы делали противогриппозную прививку в этом году?

П : Ещё нет.

В : Вы измеряли температуру?

П : Нет, не измерял.

В : Вам нужно измерить температуру. Какая у вас температура?

П : У меня температура 37 и 4 (тридцать семь и четыре).

В : Как вы спите ночью?

П : У меня плохой сон. Что-нибудь серьёзное, доктор?

В : Пока не знаю, но могу сказать вы переутомились, вам нужен отдых. Я рекомендую вам сделать анализ крови и мочи. Приходите ко мне через два дня, и посмотрим результаты анализов.

П : Хорошо. Спасибо.

3. Виды боли (통증의 형태)

1) Слова и словосочетания (단어와 표현)

· Безпричинная боль	지속적인 고통
· Где больно?	어디가 아픈가?
· Где вы чувствуете боль?	고통을 어디서 느끼는가?
· Боль в животе	상하 복부고통
· Болит правая нижняя часть	우하 4/1 부분 통증
· Мигрень, головная боль	편두통
· Боли повторяются несколько раз	통증이 몇 번씩 반복된다
· Боли продолжаются несколько минут, часов	통증이 몇 분, 몇 시간씩 지속된다
· Длительная боль	장기간 통증
· Сжимающая боль	진통
· Временная боль	측두통
· Боль в обоих висках	양두통
· Фронтальная боль	전두통
· Боль в горле	후두통
· Острая боль	급성통증
· Колики	산통
· Резкая, острая, интесивная боль	격통
· Пульсирующая боль	박동통
· Постоянная боль	항상통
· Перед едой	식전
· После еды	식후
· Через три часа после еды	식후 3시간
· Еда	식사
· Возникать	일어나다
· Облегчение	경감
· Ухудшение	악화
· Улучшение	개선

· Внезапно (вдруг)	갑자기
· Жгучая	뜨거운
· Разрывающая (разрывать)	찢어진
· Непрерывная	끊임없는
· Покалывающая (покалывать)	약간 쑤시는
· Судорожная (судорга)	경련
· Ноющая (ныть)	쑤시다
· Тянущая (тянуть)	늘어나다
· Прикосновение	다치는 것
· Ребро (рёбра)	늑골(複)
· В течении (на протяжении) недели, месяца, года	일주일, 한 달, 일 년 동안
· Беспокоить	불안하다
· Грудная область	흉부
· Тошнота (тошнить)	구역질
· Рвота (рвать)	구토
· Нервное напряжение	긴장
· Исчезать (исчезает, исчезнуть)	사라지다
· Переходить (переходит)	실행하다, 넘겨 가다
· Что вас беспокоит?	어디 편찮으세요?
· На что вы жалуетесь?	어디가 안 좋으세요?
· Слушаю вас	여보세요
· Какого характера боли?	통증의 성질은?
· Какие боли вас беспокоят?	어떤 통증이 당신을 불편하게 하죠?
· Сколько времени продолжается?	얼마나 지속되었습니까?
· Воздержаться (воздерживаться)	(술, 담배 등을) 절제하다
· Необходима (нужно)	필요에 따라
· Кружиться голова	머리가 어지럽다
· Шум в ушах	귀에서 앵앵거리다
· Мелькание в глазах	눈에서 이따금 보이다
· Головной мозг	뇌수

· Результаты анализов	진료결과
· Принимать	복용하다
· За раз (за один раз)	1회

2) Примеры выражений (예문)

· Какие боли вас беспокоят?

· Пациент почувствовал боли в желудке.

· Пациент почувствовал боли в животе.

· Боль появляется внезапно и быстро исчезает.

· У меня жгучая боль в желудке.

· Я чувствую острую боль.

· Я чувствую резкую боль.

· Я чувствую тупую боль.

· Я чувствую разрывающую боль.

· У меня непрерывные боли.

· У меня колющие боли.

· Я чувствую покалывающую боль.

· У меня стреляющая боль.

· У меня пульсирующая боль.

· Я чувствую судорожную боль.

· Я чувствую ноющую боль.

· Я чувствую тянущую боль.

· Я чувствую боль при прикосновении.

· В последнее время у меня слабые боли.

· У меня умеренная/сильная боль сегодня.

· У него пульсирующая боль в коленях.

· Вы можете показать в какой части у вас болит живот?

· Болит под правым ребром.

· У меня заболела голова в левой части.

· У меня были боли в течении недели.

· В течении двух лет меня беспокоили боли в спине.

· Меня беспокоили боли в грудной области на этой неделе.

· Есть ли у вас другие проблемы с животом?

· У меня были тошнота и рвота.

· Эпигастральные боли сопровождались тошнотой и рвотой.

· Боли наступают сразу после еды.

· Боли наступают каждые три часа.

· Боли продолжаются 3 часа.

· Боли наступают независимо от приёма пищи.

· Из-за нервного напряжения возникла резкая боль.

· Боль исчезает после принятия аспирина.

· Сначала боль появляется в руке и потом переходит в грудь.

3) Диалог (대화)

Диалог 1

Врач : Здравствуйте!

Пациент : Здравствуйте!

В : Что вас беспокоит?

П : Меня беспокоят постоянные боли.

В : Какого характера боли вас беспокоят?

П : Жгучие боли в желудке.

В : Как часто бывают боли?

П : Боль появляется внезапно и быстро исчезает.

В : Сколько времени продолжается приступ боли?

П : Около 20 минут.

В : Когда появляется боль: до еды,во время еды или после еды?

П : Боль появляется через 1 час после еды.

В : Обычно после какой еды появляется боль: после жирной, острой, после жареного?

П : Боли наступают после острой пищи.

В : Я думаю вам нужно воздержаться от острой и солённой пищи, и ещё вам необходима диета.

П : Спасибо доктор.

Диалог 2

Врач : Здраствуйте!

Пациент : Здраствуйте!

В : На что вы жалуетесь?

П : У меня болит голова в левой части.

В : Когда вы почувствовали боль?

П : 2 года назад.

В : Какого характера боли у вас появились сначала?

П : Меня беспокоили боли в левой части головы.

В : Почему вы не обращались к врачу раньше?

П : Раньше боль исчезала после принятия аспирина.

В : А сейчас, какие боли вас беспокоят?

П : Меня беспокоят резкие, разрывающие боли в голове.

В : Где именно вы ощущаете боль? Покажите.

В : Рвота у вас бывает?

П : Да.

В : Когда чаще бывает рвота: в течение дня или по утрам?

П : По утрам.

В : У вас болит затылочная область головы?

П : Да. Сначала болит затылок, а затем вся голова. Голову сжимает, как обручем, начинает кружиться голова.

В : Шум в ушах и мелькание в глазах беспокоят?

П : Да, иногда.

В : Вам нужно сделать компьютерную томографию головного мозга.

П : Когда мне прийти в следующий раз?

В : Приходите через 3 дня, когда будут готовы результаты анализов.

Диалог 3

А : Здравствуйте.

Б : Здравствуйте. Слушаю вас

А : Меня беспокоит мигрень.

Б : Как часто у вас болит голова?

А : Каждые 4 часа.

Б : Как долго боли вас беспокоят?

А : Боли продолжаются несколько минут.

Б : Где именно болит?

А : У меня пульсирующая боль в висках.

Б : Вы чувствуете боль только в висках?

А : Нет, Потом жмёт затылок и поднимается температура.

Б : Как давно вас беспокоит мигрень?

А : Около года.

Б : Вы принимаете какие-нибудь лекарства?

А : Да, когда очень сильно болит голова я принимаю тайленол.

Б : Вам помогает это лекарство?

А : Да, но не всегда.

Б : Сколько таблеток вы принимаете за раз?

А : Я принимаю по 2 таблетки.

Б : Так. Я выпишу вам рецепт более сильных таблеток. Но, если они вам не помогут приходите ко мне опять.

А : Хорошо. До свидания.

II.
Медицинские департаменты
(진료과별)

II. Медицинские департаменты (진료과별)

1. Терапевтическое отделение (내과)

1) Слова и словосочетания (단어와 표현)

· Тяжесть в груди	폐의 압박감
· Чувство одышки	호흡곤란
· Учащённое дыхание	빈 호흡
· Ночная одышка	밤의 호흡곤란
· Запыхаться	숨이 차다
· Сердцебиение	심장이 두근거림
· Мокрота	담, 가래
· Отхаркивать кровью	각혈
· Хриплый голос	쉰 목소리
· Аппетит	식욕
· Голод	아사
· Нерегулярный аппетит	식욕불규칙
· Плохой аппетит	식욕부진
· Нерегулярное питание	불규칙적인 섭취
· Желудочный дискомфорт	위의 불쾌감
· Отрыжка (воздухом, тухлым, кислым, пищей)	트림 (허공의, 텁텁한, 신맛의)
· Ощущение тяжести в желудке	위에 중압감
· Боль в животе	복통
· Боль в желудке	위통
· Позыв на рвоту	구역질
· Рвать, тошнить	구토하다
· Рвота	구토
· Отрыжка, срыгивание	음식의 역류

· Несварение	소화불량
· Понос	설사
· Небольшой понос	약간 설사
· Отравление	중독
· Лёгкое отравление, тяжёлое отравление	가벼운 중독, 심한 중독
· Переедание	과식함
· Недоедание	영양 결핍
· Еда всухомятку	국이나 반찬이 없는 식사
· Сухость во рту	입 안이 건조하다
· Жажда	갈증
· Метеоризм	단복고창
· Чувство тяжести в желудке	위 경련을 느끼다
· Стул (регулярный/нерегулярный)	변 (규칙적인 / 불규칙적인)
· Запор	변비
· Сильный запор	심한 변비
· Запоры чередуются с диареей	변비와 설사가 교차하여 일어나다
· Вздутие живота	복부팽창
· Образование газов	가스발생
· Пучение живота	헛배부름, 고창
· Образование газов ночью	밤에 가스발생
· Газ	방귀
· Неприятный привкус во рту	입 안의 불쾌한 냄새
· Функция кишечника	변통
· кал, а	배설물, 똥
· Поглощение, потребление, усвоение	흡수
· Потерять	감소하다
· Дефекация	배변
· Желудок	위(胃)

· Сытость	포만감
· Раздувать	부어오르다
· Чрезмерный	지나친
· Потребление	소비하다
· Испортиться	못 쓰게 되다
· Ощущать	느끼다
· Употребление	복용
· Просыпаться от	~로부터 시작되다
· Не зависимо от	~와 관계없다
· Давление	혈압
· Прекратить	중단하다
· Пневмоторакс	기흉(氣胸)
· Кишечник	위장
· Антикоагуляты	항응고제
· Ультразвуковой	초음파의
· Профилактика	예방, 치료
· Диабет	당뇨
· Диагностика	진단학
· Эндоскопический кабинет	내시경 실
· Иньекция	인슐린
· Туберкулёз	결핵
· Отрыжка	트림
· Горечь	쓴맛
· Последняя дефекация	최근 배변
· Неприятный	불쾌한
· Кислый	시큼한
· Ощущение	느낌
· Обследование	검사
· Ишемический	빈혈의
· Брюшная полость	복강
· Ослабелый	약한
· Отравление	중독

· Соблюдать	준수하다
· Регулярный	규칙적인
· Сытось	배부름
· Тяжесть	고통
· Всухомятку	국물 없이 먹다

2) Примеры выражений (예문)

- За месяц он потерял в весе 10 футов.
- Она чувствует боль в правой верхней части живота.
- Его последняя дефекация произошла три дня назад.
- После употребления жареной пищи он чувствует боль в желудке.
- Нет никаких болей, но даже после малого приёма пищи я чувствую сытость.
- Режущие боли в желудке.
- Ноет в желудке.
- Желудок и живот пучит, раздувает, распирает.
- Болит верхняя часть живота.
- Нерегулярное питание и чрезмерное потребление пищи.
- Больной ест редко и немного.
- У него испортился аппетит.
- Со вчерашнего дня она соблюдает строгую диету.
- Тянущие боли по всему желудку.
- Целый день он ощущал сухость во рту.
- Больного беспокоит переодически возникающая рвота.
- Больной жалуется на отрыжку.
- Больного беспокоят тупые, давящие, приступообразные боли.
- Больной часто просыпается от болей в животе.
- Боли появляются не зависимо от пищи.

· Боли появляются во время дыхания.

· Потом я чувствую боль в груди.

· Пили ли вы вчера лекарства от диабета или делали инъекцию?

· Когда вы заболели туберкулёзом?

· Его всегда мучают запоры.

· Во время отрыжки он чувствует горечь.

· Кал светлого цвета.

· Если вы больны диабетом, как долго вы болеете?

· После анализов и рентгена мы проведем проверку на пневмоторакс.

· Для усвоения этого лекарства потребуется почти час.

· У вас были какие-нибудь заболевания в прошлом?

· Этот препарат уменьшит боль во рту.

· Эта инъекция уменьшит желудочную боль и сократит работу кишечника.

· Вы можете посмотреть все результаты анализов.

· Если у вас раньше были такие болезни как: болезнь сердца, ишемическая болезнь сердца, болезнь брюшной полости, сообщите об этом врачу или медсестре.

· Пациенты, которые имеют проблемы с давлением, в день проведения обследования могут принимать лекарство от давления как и обычно, однако если вы принимаете такие лекарства как аспирин (и другие антикоагуляты), то вы должны прекратить их приём за 5 дней до обследования.

· Пациентам больным диабетом в день проведения обследования запрещается принимать лекарства от диабета и делать инъекции.

· Для получения хороших результатов вам необходимо хорошо очистить прямую кишку.

· Ультразвуковая диагностика брюшной полости-это диагностика вашей печени, желчного пузыря, желчных путей, поджелудочной железы, селезенки, почек с помощью ультрозвуковых волн.

· Если вы принимаете антикоагуляты (аспирин, комадин), то вы не должны их принимать за 5 дней до начала обследования, а после обследования вы можете начать принимать их опять.

· Пациент, страдающий повышенным давлением в день обследования рано утром в 5 часов, может выпить лекарство от давления с большим количеством воды.

· Пациенты, больные диабетом, не могут делать инъекцию инсулина в день проведения обследования, об этом они должны сообщить в эндоскопический кабинет.

· Вам необходимо сделать анализ крови, анализ мочи, а ткаже сделать рентген(снимок)грудной клетки.

· Имеете ли вы такие болезни как гипертензия, сахарный диабет, туберкулез легких, заболевания щитовидной железы, заболевания сосудов головного мозга, или принимаете ли вы лекарственные травы или пищевые добавки?

· Для профилактики диабета принимаете ли вы антикоагуляты? Или делаете ли вы инъекции?

3) Диалог (대화)

Диалог 1

Врач : Здравствуйте!

Пациент : Здравствуйте!

В : Что вас беспокоит?

П : У меня болит живот.

В : Можете показать в какой части болит?

П : У меня болит в правой верхней части.

В : Когда у вас была последняя дефекация?

П : Последняя дефекация произошла три дня назад.

В : Вас беспокоит что-нибудь ещё?

П : Да, пучение живота и неприятный привкус во рту.

В : Отрыжка беспокоит?

П : Да.

В : Какая отрыжка у вас бывает: воздухом, кислым, горьким?

П : Отрыжка горьким.

В : Ощущение тяжести в желудке есть?

П : Живот распирает.

В : Как вы питаетесь?

П : Ем редко и помногу, часто всухомятку.

В : Нам необходимо проверить ваш желудок, нужно пройти обследование.

Диалог 2

Врач : Здравствуйте!

Пациент : Здравствуйте!

В : Что с вами случилось?

П : Я сильно устаю, хотя практически ничего не делаю.

В : Были ли у вас раньше такие заболевания как: болезнь сердца, ишемическая болезнь сердца, болезнь брюшной полости?

П : Нет, таких заболеваний у меня не было?

В : Бывает ли увас тяжесть в желудке?

П : Я чувствую сытось и тяжесть в желудке даже после малого прёма пищи.

В : За последнее время вы похудели или поправились?

П : Я похудела на 2 кг.

В : Какую пищу вы любите и какую пищу не переносите.

П : Люблю жареное и не переношу острое.

В : Ваши родственники болели желудочно-кишечными заболеваниями?

П : Моя мать болела.

В : Рентген желудка вы раньше делали?

П : Нет.

В : Тогда сначала сделаем вам рентген желудка.

П : Хорошо. А что потом?

В : Потом, после снимка приходите обратно ко мне и посмотрим вместе результаты.

П : Да, хорошо.

Диалог 3

Врач : Здравствуйте!

Пациент : Здравствуйте!

В : Какие у вас есть жалобы?

П : Меня беспокоят боли в желудке.

В : С каких жалоб началось заболевание?

П : Что вы спросили?

В : Какие признаки болезни у вас появились вначале?

П : Сначала я почувствовал давящие и ноющие боли в желудке.

В : А потом?

П : Испортился аппетит, появилась тошнота, а позже по утрам появилась рвота. Я сильно ослаб.

В : Ваш вес изменился?

П : Я давно не взвешивался, но судя по всему нет.

В : У вас когда-нибудь были пищевые отравления?

П : Нет.

В : Вы обедаете регулярно?

П : Не всегда.

В : Сколько раз в день вы едите?

П : Иногда только один раз.

В : Так питаться нельзя! Так вы заработаете себе гастрит, а потом язву и рак желудка. Вы должны соблюдать строгую диету.

П : Хорошо, доктор. Спасибо.

2. Хирургия (외과)

1) Слова и словосочетания (단어와 표현)

· Отёк, водянка	수종, 부종
· Отёк лодыжки	발목부종
· Боль в мышцах	근육통
· Миальгия, боль в мышцах	근육통
· Аллергия	알레르기
· Грудная биопсия	유방 조직 검사
· Операция	수술
· Высокое давление, гипертония	고혈압
· Диабет	당뇨
· Сердечно-сосудистое отделение	순환기내과
· Отделение эндокринологии	내분비대사 내과
· Туберкулёз	결핵
· Венерическое заболевание	성병
· Заболевание сердца	심장질환
· Малокровие	빈혈
· Спазм	경련
· Болезнь почек	신장질환
· Кровеносные сосуды	혈관
· Расширить, развернуть	확장하다
· Грыжа межпозвоночного диска	추가판(수액)탈출증
· Повтор (повторение) болезни	재발하다
· Не чувствовать, не ощущать	감각이 없는
· Растянуть	삐다
· Ушиб	타박상
· Царапина	할퀸 상처
· Ссадина	찰과상
· Порез	빈 상처
· Синяк	멍

· Укус	물린 자리
· Переливание крови	수혈
· Донор (донорство крови)	수혈 공급자
· Общий (местный) наркоз	국부마취
· Реанимация	소생
· Обмораживание	동상(凍傷)
· Доброкачественная (злокачественная) опухоль	양성 종양(악성의)
· Гастрит	위염
· Язва	궤양
· Рак	암(癌)
· Терпение	인대
· Бессознательный	무의식의
· Выражение	표시
· Страдать	앓다, 병이 있다
· Ходьба	보행
· Лечение	치료
· Вырезать	절제하다
· Аппендикс	충양돌기
· Глюкоза	포도당
· Реанимация	소생
· Хронический	만성의
· Постельный	침상의
· Порезать	베여 상처가 나다
· Перевязать	붕대 감다
· Биопсия	병체 조직 제거
· Гипертония	고혈압
· Сердечно-сосудистый	심장혈관
· Эндокринный отделение	내분비대사
· Туберкулез	결핵
· Венерические заболевания	성병
· Кровеносных сосуда	혈관

· Соленная пища	저염식
· Грыжа межпозвоночного диска	탈출증
· Физическая терапия	물리치료
· Онеметь	감각이 없다
· Растянуть	늘리다
· Лодыжка	복사뼈
· Пошевелить	움직이다, 뒤척거리다
· Напряжение	긴장
· Нагрузка	부담
· Отдышка	호흡
· Отек	부종
· Сжиматься	움츠리다
· Колющий	쑤시는
· Стрелять	쏘다
· Утомляться	피곤해지다
· Бессоница	불면증
· Тревожный	근심스러운

2) Примеры выражений (예문)

· Больной разговаривает в бессознательном состоянии.

· От боли больной издаёт протяжные звуки.

· По выражению лица видно, что больной страдает.

· Лицо у больного бледное с синеватым оттенком.

· Двигательная способность у больного отсутствует.

· Иногда приступы боли возникают при ходьбе.

· Из-за резких болей в сердце больному приходиться останавливаться на 1-2 минуты.

· Приступы боли возникают спонтанно ночью во время сна.

· Были ли у вас серьезные физические травмы в последнее время?

· Когда и что у вас болело, и принимали ли вы какое-нибудь лечение?

· Была ли у вас операция раньше?

· Вас когда-нибудь оперировали?

· Какая была операция?

· Как прошла операция?

· Вам вырезали аппендикс?

· Состояние больного всё ухудшается (улучшается).

· Вам нужно сделать укол (вливание глюкозы).

· Этот больной в тяжёлом состоянии, его необходимор поместить в реанимацию.

· Если не будет осложнение, больной поправиться через месяц.

· Он страдает хронической болезнью.

· Вам нельзя выходить из дома.

· Вам нужен (необходим) абсолютный покой.

· Надо соблюдать постельный режим.

· Вам следует воздержаться от курения и от употребления спиртных напитков.

· Я упал и ушиб ногу.

· У меня боли (ноет) рука (нога).

· Он порезал палец ножом.

· Перевяжите (забинтуйте) мне, пожалуйста палец (руку, ногу, голову).

· У него воспалилась рана.

· У него рана заживает (не заживает).

· У него перелом кости.

· У него растяжение связок.

· У меня вывих левой (правой) руки (ноги).

· У меня нарыв на ноге.

· У меня распух палец.

· У больного мозоль на ноге.

· Если была, когда и в каком месте была произведена операция?

· Есть ли у вас аллергия на какое-нибудь лекарство или какую-нибудь пищу?

· Вы хотите сделать биопсию?

· Вы решили делать операцию в понедельник?

· Если почувствуете тяжесть в груди, дайте мне, пожалуйта, об этом знать.

· Мы расширили кровеносные сосуды.

· Вы можете почувствовать тяжесть в груди из-за расширения сосудов.

· За работу сердца отвечают три основных кровеносных сосуда.

· Один из ваших сосудов сузился и мы хотим расширить его, установив стент.

· Для тех у кого вас высокое давление, мы рекомендуем избегать соленной пищи и регулярно заниматься зарядкой.

· Моя грыжа межпозвоночного диска появилась опять.

· Вы хотите получить сегодня физическую терапию?

· Моё колено поцарапано.

· У меня онемел палец на руке.

· Моя шея стала неподвижной (деревянной).

· Мне кажется, у меня растяжение связок.

· Это действительно очень больно.

· Мне кажется, я растянул лодыжку, когда играл в баскетбол.

· Перед операцией, так как у вас есть гипертония и диабет вам необходимо пройти проверки в сердечно-сосудистом и эндокринном отделениях.

· Есть ли у вас такие хронические заболевания как: сахарный диабет, гипертония, туберкулез, венерические заболевания, сердечные заболевания, заболевания почек?

3) Диалог (대화)

Диалог 1

Врач : Здравствуйте!

Пациент : Здравствуйте!

В : Что с вами случилось?

П : У меня онемели пальцы на ноге.

В : Были ли у вас серьезные физические травмы в последнее время?

П : Мне кажется, я растянул лодыжку, когда играл в баскетбол.

В : Вы можете пошевелить пальцами?

П : Да, но это очень больно.

В : Как давно это произошло?

П : Ровно одну неделю назад.

В : Есть ещё какие-нибудь проблемы?

П : Моя шея стала неподвижной (деревянной)

В : Посмотрите вниз, влево, направо.

П : Очень больно.

В : Вам нужно сделать рентген.

Диалог 2

Врач : Здравствуйте!

Пациент : Здравствуйте!

В : Где у вас болит?

П : Я чувствую боли в области сердца.

В : Кокда возникают боли: при нервном напряжении, физических нагрузках или в покое.

П : Чаще при физических нагрузках.

В : Куда отдают боли?

П : Боли отдают в правую руку.

В : Отдышка бывает?

П : Да, очень часто, особенно при физических нагрузках.

В : Отёки бывают?

П : Очень сильно отекают ноги после ходьбы.

В : Когда проходят отёки?

П : Обычно после сна.

В : А головные боли бывают?

П : Да, в области затылка.

В : Ваши симптомы похожи на гипертонию, необходимо взять вашу кровь на анализ. А пока я выпишу вам рецепт. Купите лекарство в аптеке.

П : Спасибо, доктор. До свидания.

В : Всего доброго! Поправляйтесь.

Диалог 3

Врач : Здравствуйте!

Пациент : Здравствуйте!

В : Проходите, садитесь пожалуйста. На что жалуетесь?

П : Меня беспокоят боли в сердце.

В : Когда вы чувствуете боли в сердце: при волнении, при физической нагрузке или в покое?

П : Когда иду, поднимаюсь по лестнице, занимаюсь спортом.

В : Какие боли в сердце: сжимающие, колющие, давящие, стреляющие?

П : Давящие и сжимающие.

В : Шум в ушах есть?

П : Временами (иногда).

В : Вы быстро утомляетесь?

П : Да.

В : Бывает ощущение жара в голове?

П : Да, приливает, лицо краснеет.

В : Что вас ещё беспокоит?

П : Одышка.

В : Когда появляется одышка?

П : При волнении.

В : Как вы спите? Бывает ли бессоница.

П : Я плохо сплю, сон беспокойный и тревожный.

В : Вам нужен абсолютный покой и вам необходимо соблюдать постельный режим. И сделайте, пожалуйста кардиограмму.

П : Хорошо. Спасибо, до свидания.

В : Всего хорошего.

3. Гинекология (산부인과)

1) Слова и словосочетания (단어와 표현)

· Менструальный цикл	생리주기
· Боли во время менструального цикла	생리통
· Предварительная дата ожидания ребёнка	출산예정일
· Начало менструации	초경
· Беременность	임신
· Искусственное прерывание беременности	인공유산
· Контрацепция	피임
· Выкидыш	자연유산
· Первый ребёнок	첫째 아이
· Здоровье плода	태아 건강
· Движение плода	태동
· Вагинальное кровотечение	출혈
· Менструация	폐경
· Химиотерапия	항암치료
· Гистерэктоми, удаление матки	자궁제거수술
· Патология шейки матки	병리학
· Месячный	한 달의
· Выделение	분비물
· Влагалища	질(膣)
· Лейкоррея	백대, 대하
· Длятся	지연시키다
· Вероятность	확률
· Отрицательный	부정적인
· Предварительная дата	예정 날짜
· Аборт	낙태

· Вредные привычки	해로운 습관들
· Патология	병리학자
· Ультразвуковое исследование	초음파 검사
· Естественно	자연히, 순조로운
· Химиотерапии	화학요법
· Стягивание	획득
· Родильный дом	산원(産院)
· Новорождённый	최근에 탄생한
· Материнское молоко	모유
· Искусственное вскармливание	이유식
· Обильный	풍부한
· Скудный	부족한
· Жаловаться	호소하다
· Выкидыш	유산
· Кровотечение	출혈
· Набраться	(힘, 물건 등을) 모으다

2) Примеры выражений (예문)

· Когда у вас были последние месячные?

· У меня задержка менструации на две недели.

· У вас регулярная или нерегулярная менструация?

· У меня нерегулярные месячные.

· У меня выделения из влагалища.

· Меня беспокоит лейкория.

· У вас идут месячные сейчас?

· Хотя сейчас не время, у меня идут месячные.

· Когда начались месячные?

· Какой у вас объём выделений во время месячных?

· У меня нормальные (скудные, обильные) месячные.

· Сколько обычно дляться месячные дни?

· Когда у вас были последние месячные?

· Последняя менструация была с... по...

· Испытываете ли (имеете ли) вы боли во время менструации?

· Есть ли вероятность беременности?

· Я забеременела (я в положении).

· Я бесплодна.

· Отрицательный тест на беременность

· Метод лечения бесплодия

· Экстракорпоральное оплодотворение (ЭКО)

· Зачатие ребёнка вне организма женщины

· Суррогатное материнство

· Когда у вас предварительная дата родов?

· В каком возрасте у вас начались первые месячные?

· Какая по счёту эта беременность?

· Это мая первая беременность.

· Был ли у вас выкидыш или делали ли вы раньше аборт?

· Если у вас был выкидыш, то на какой неделе беременности?

· Переносили ли вы раньше гинекологические или венерические заболевания?

· Есть ли у вас вредные привычки такие как: (курение, употребление спиртных напитков, наркотиков)?

· Есть ли у кого-нибудь из родственников серьёзные патологии по женской линии?

· Необходимо сделать ультразвуковое исследование.

· Необходимо проверить здоровье плода.

· Можно определить пол ребёнка с помощью У З И.

· Пожалуйста, позвоните нам, если появится вагинальное кровотечение.

· Это произошло естественно, или после химиотерапии?

· Если вы беременны, это обследование может быть вредно для плода?

· На каком вы месяце беременности?

· Я на третьем месяце беременности.

· Меня тошнит.

· Я чувствую стягивания внизу живота.

· Она легла в родильный дом.

· Она родила сына, но роды были тяжёлыми (лёгкими).

· Кто у вас родился мальчик или девочка?

· Сколько весит новорождённый?

· Кормление грудью

· Отнятие от груди

· Материнское молоко

· Искусственное вскармливание

3) Диалог (대화)

Диалог 1

Врач : Здравствуйте!

Пациент : Здравствуйте!

В : Что с вами случилось?

П : Мне кажется я беременна.

В : Когда у вас были последние месячные?

П : Ровно меся назад.

В : У вас регулярная или нерегулярная менструация?

П : Регулярная.

В : Сколько обычно длятьcя месячные дни?

П : 3-4 дня.

В : Какой у вас объём выделений во время месячных? (обильный, нормальный, скудный)

П : Нормальный объём выделений.

В : Чтобы знать точно нужно сделать тест на беременность. Мы возьмём вашу мочу на анализ и через 10 минут результат будет готов. Приходите через 10 минут.

П : Спасибо доктор.

Диалог 2

Врач : Здравствуйте!

Пациент : Здравствуйте!

В : На что вы жалуетесь?

П : У меня сильные боли во время месячных.

В : В каком возрасте у вас начались первые месячные?

П : В 14 лет.

В : У вас идут месячные сейчас?

П : Да.

В : Когда начались месячные?

П : 2 дня назад.

В : Был ли у вас выкидыш или делали ли вы раньше аборт?

П : Я делала аборт.

В : На какой неделе беременности вы делали аборт?

П : На второй неделе беременности.

В : Это была ваша первая беременность?

П : Нет, вторая.

В : Необходимо сделать ультразвуковое исследование и посмотреть на анализы. После УЗИ сдай те, пожалуй ста, анализ крови.

П : Хорошо. До свидания.

Диалог 3

В : Доброе утро, на что жалуетесь?

П : Через каждые 5 минут у меня начинаются очень сильные боли в животе.

В : Как долго продолжаются боли?

П : Минуты три.

В : Когда у вас предварительная дата рождения ребёнка?

П : Ещё целая неделя.

В : Вы раньше рожали?

П : Нет, это моя первая беременность.

В : У вас есть кровотечение?

П : Да, небольшое.

В : Очень похоже, что это схватки. Вам нужно приготовиться к родам.

(После родов)

В : Поздравляю, у вас родилась дочь. Вес 3,4кг.

П : Где она, можнл её увидеть?

В : Она в комнате для новорожденных.

П : Она здорова?

В : Да.

П : Я очень устала и у меня сильно болит живот.

В : Живот будет болеть ещё некоторое время, а сейчас отдыхайте.

П : А чем кормят мою дочь?

В : Искусственным питанием.

П : Но я хотела кормить своего ребёнка грудью (материнским молоком).

В : Сначала набирайтесь сил, а потом сможете её кормить сами.

П : Большое спасибо доктор.

В : До свидания.

4. Отделение педиартрии (소아과)

1) слова и словосочетания (단어와 표현)

· Вакцинация	예방접종
· Температура	열
· Плач	울음
· Изнашивание	보챔
· Побочные эффекты	부작용
· Лечение, терапия	진료
· Дни приёма врачей	의사진료일
· Крепко спящий человек	잠을 깊이 자는 사람
· Плохо (слабо) спящий человек	잠을 이루지 못하고 뒤척거림
· Озноб	오한
· Насморк, сопли	콧물
· Чередоваться	번갈아 일어나다
· Судороги	경련
· Ветрянка	수두
· Корь	홍역
· Краснуха	풍진
· Коклюш	백일해
· Эпилепсия	전간
· Сильный кашель	심한 기침
· Ворочаться	회복되다
· Противогрппозную прививку	감기예방접종
· Воспаление миндалин	편도염
· Чередуется с ознобом	오한이 교체되다
· Вырвать	뜯어내다
· Насморк	코감기
· Шелушить	외피가 벗겨지다
· Срыгиваться	먹은 것을 토하다

· Затянуться	긴장시키다
· Побочные эффекты	부작용
· Плановая прививка	접종 계획
· Осложнений	합병증
· Заноситься	감염시키다
· Растереть	문지르다, 안마하다

2) Примеры выражений (예문)

· После вакцинации могут возникнуть побочные явления, такие как: высокая температура, плач.

· Если у вас возникнут какие-нибудь побочные эффекты позвоните нам или придите к нам на приём.

· У ребёнка внезапно начались судороги.

· Вакцинация будет осуществляться в соответствии с графиком врача.

· Вчера, после прихода из школы домой у него начался сильный кашель.

· У него нет аппетита. Он почти не ест.

· Обычно он очень хорошо спит по ночам, но вчера ночью когда я оставалась с ним, он постоянно ворочался.

· Давайте измерим температуру.

· Температура поднимается к вечеру.

· Чем вы болели в детстве?

· Какие болезни вы перенесли в детстве?

· Я болел ветрянкой.

· В каком возрасе вы болели?

· Вам сделали противогрппозную прививку?

· У Кима простуда и сильное воспаление миндалин.

· Доктор сказал Киму, что он должен отдохнуть несколько дней.

· Чередуется с ознобом.

· Меня знобит (лихорадит)

· Вчера вечером меня вырвало всем, что я съел.

· Ребёнка беспокоит жидкий стул.

· У ребёнка появилась сыпь на теле.

· У ребёнка появился лающий кашель и шумное дыхание.

· Необходимо срочно вызвать «скорую помощь»

· У грудного ребёнка появился насморк, поэтому он не может спать и есть.

· У ребёнка на руках появились розовые пятна, которые шелушатся.

· После приема пищи ребёнок срыгивает небольшим количеством молока.

· После еды он начинает икать.

· У него красное горло, сильная температура и насморк.

· Затянувшийся насморк.

· Есть ли у вас насморк?

· Вы можете купить лекарство в любой аптеке по этому рецепту.

3) Диалог (대화)

Диалог 1

Врач : Здравствуйте!

Пациент : Здравствуйте!

В : На что вы жалуетесь?

П : Мы пришли на вакцинацию.

В : Хорошо, после вакцинации могут возникнуть побочные явления, такие как: высокая температура и плач.

П : Мы уже делали раньше прививки и никах проблем не было.

В : Если у вас возникнут какие-нибудь побочные эффекты позвоните нам или придите к нам на приём.

П : Хорошо, понятно.

Диалог 2

Врач : Здравствуйте!

Пациент : Здравствуйте!

В : На что жалуетесь?

П : Вчера, после прихода из школы домой у моего сына начался сильный кашель.

В : Давайте посмотрим горло. Да, горло сильно опухло. Есть ещё жалобы?

П : Обычно он очень хорошо спит по ночам, но вчера ночью когда я оставалась с ним, он постоянно ворочался.

В : А температуру вы измеряли?

П : Нет.

В : Давайте измерим температуру. Температура нормальная (высокая, низкая).

П : У него нет аппетита. Он почти не ест.

В : Есть ли у вас насморк?

П : Да, но не очень сильный.

В : Я выпишу вам лекарство.

П : Спасибо, доктор.

В : Всего доброго.

Диалог 3

П : Здравствуйте. Я хотела бы узнать когда можно сделать плануую прививку.

В : Плановые прививки мы делаем каждый день с 9:00 до 12:00.

П : Вы делаете прививки только утром?

В : Да, чтобы была возможность вернуться в больницу в случае осложнений.

П : Что мне нужно взять с собой?

В : Возьмите с собой книжку ребёнка,: куда заносятся все прививки.

П : Что мне нужно сделать ещё?

В : Убедиться, что у ребёнка нет температуры, искупать его и одеть в чистую одежду.
Желательно, чтобы в больницу ребёнка вели родители, они лучше знают состояние ребёнка.

П : Что нужно делать после вакцинации?

В : Нужно растереть место инъекции и содержать это место в чистоте.

П : Могу я купать ребёнка после прививки?

В : В день прививки ребёнка купать нельзя. Наблюдайте за ребёнком около 3 часов после прививки.

П : Если у ребёнка после прививки поднимиться температура, что нужно сделать?

В : Сразу же обратиться к врачу.

П : Большое спасибо. Мы придём завтра.

В : Пожалуйста. До свидания.

5. Офтальмология (안과)

1) Слова и словосочетания (단어와 표현)

· Глаз (глаза), левый, правый глаз	눈동자, 좌안, 우안
· Веко (веки)	눈꺼풀
· Зрачок (зрачки)	동공
· Сетчатка	망막
· Хрусталик	(눈의) 수정체
· Зрение (хорошее зрение, плохое зрение)	시력(시력이 좋은, 시력이 약함)
· Терять (потерять зрение)	손실(실명)
· Острота зрения	시력
· Проверка зрения	시력 검사
· Проверка сетчатки	망막검사
· Рефлекс роговицы	각막반응검사
· Проверка сетчатки	망막검사
· Глазное давление	안압
· Глаза налитые кровью	충혈
· Слезотечение	눈물의 분비
· Выделения из глаз	눈곱, 분비물
· Гной (глаза гноятся)	부패되다(눈이 진무르다)
· Опухшие глаза	눈이 부은
· Диплопия, двоение в глазах	복시
· Слепой	실명
· Дальтоник	색맹
· Дальнозоркость	원시(遠視)
· Старческая дальнозоркость	노안(老眼)
· Близорукость	근시(近視)
· Астигматизм	난시(亂視)
· Искусственный глаз	인공 눈동자
· Глазная болезнь	눈병

· Глаукома	녹내장
· Бельмо	백내장
· Катаракта	백내장
· Конъюктивит	결막염
· Косоглазие	사시, 사팔뜨기
· Ячмень	다래끼
· Глазные капли	안약
· Повязка на глаза	눈에 붕대를 감다
· Очки	안경
· Оправа (оправы)	틀, 테
· Контактные линзы	접촉 렌즈
· Цветные линзы	색소 렌즈
· Инфекция	감염
· Ухудшиться	악화시키다
· Жженеия	통증
· Щель	틈, 균열
· Покраснеть	붉어지다
· Набухать	투입하다
· Светобоязнь	주맹
· Выделение	배출
· Склеиваться	회복되다
· Освещение	조명
· Напряжение	긴장
· Сопроводиться	동시에 행하다
· Слезотечение	유루증
· Затуманивание	흐릿한
· Утомляемость	피로성
· Недосыпание	수면부족
· Поочерёдный	순번의, 교체의
· Расширить	확장하다
· Капель	물방울
· Дальтонизм	선천성색맹

- Повредить 손상
- Раздражение 염증
- Зрительный тест 청력 테스트
- Закапывать 몇 방울씩 흘려 넣다
- Зрачок 눈동자
- Изолировать 격리하다
- Инфекционный 전염성의
- Сумерки 황혼
- Освещение 조명
- Запотеваться 땀 흘리다

2) Примеры выражений (예문)

· За последние два года мое зрение сильно ослабло, а особенно оно ухудшилось за последние две недели.

· У меня появляются слёзы в холодную и ветренную погоду.

· У меня появилось чувство жженеия и зуда в глазу.

· У меня сильно сузилась глазная щель, а так же покраснели и набухли веки.

· У этого пациента ощущения засоренности в галу и светобоязнь.

· По утрам у меня очень сильное гнойное выделение из глаз, из-за чего у меня склеиваются ресницы.

· У меня веки резко отекли и покраснели, кроме того появилось сильное недомогание, насморк и головные боли.

· У меня ослабевает зрение в сумерках, иногда почти полностью ничего не вижу при слабом освещении.

· У меня появились периодические тупые боли в области глаз, висков.

· Боли возникают чаще всего при эмоциональном напряжении, переутомлении.

· Больной ощущает инородного тела в глазу, это чувство сопровождается колющей болью и слезотечением.

· Утром после сна, у меня стали появляться приступы затуманивания зрения, которые продолжаются от нескольких минут до получаса.

· Жалобы на тяжесть век, чувство засоренности глаз, резь, слезотечение, быструю утомляемость глаз.

· Из-за недосыпания мои веки сильно опухли.

· Давайте проверим ваши глаза.

· Я буду проверять ваш правый и левый глаз поочереди.

· Я бы хотел проверить ваше зрение.

· Я бы хотел проверить рефлекс глаз.

· Если вам будет неприятно или вы почувствуете боль дайте мне об этом знать.

· Пожалуйста, посмотрите налево / направо.

· Закройте сначала левый, о потом правый глаз.

· Я собираюсь рассмотреть заднюю стенку глаза.

· Пред проверкой необходимо расширить зрачок, с помощью специальных глазных капель.

· Я буду светить светом в ваши зрачки.

· Я хотел бы проверить остроту зрения.

· Это проверка на дальтонизм.

· Мои глаза покраснели и чешутся.

· Я повредил глаз.

· В глазах появилась пелена.

· Мои глаза раздражены.

· В мой глаз что-то попало.

· Я не вижу без очков.

· У меня ячмень.

· Есть ли у вас выделения из глаз?

· Сначало мы проведём зрительный тест.

· Проверим ваше глазное давление.

· У вас инфекция в левом глазу.

· Доктор прописал вам два вида глазных капель.

· Закапывайте в оба глаза три раза в день.

· Вам необходимо избегать контактов с другими людьми.

3) Диалог (대화)

Диалог 1

Врач : Здравствуйте!

Пациент : Здравствуйте!

В : На что жалуетесь?

П : За последние два года мое зрение сильно ослабло, а особенно оно ухудшилось за последние две недели.

В : Давайте проверим ваши глаза.

П : Давайте.

В : Я буду проверять ваш правый и левый глаз поочереди. Если вам будет неприятно или вы почувствуете боль дайте мне об этом знать.

П : Хорошо.

В : Пред проверкой необходимо расширить зрачок, с помощью специальных глазных капель.

П : Что-нибудь серьёзное?

В : У вас близорукость (дальнозоркость), вам необходимо прописать очки.

П : А можно мне ещё прописать капли в глаза?

В : Хорошо я пропишу вам капли.

П : Спасибо.

Диалог 2

Врач : Здравствуйте!

Пациент : Здравствуйте!

В : Что вас беспокоит?

П : У меня проблемы с глазами.

В : Какие проблемы?

П : У меня появляются слёзы в холодную и ветренную погоду.

В : Ещё есть какие-нибудь жалобы?

П : Мои глаза краснеют и чешутся.

В : У вас инфекция в левом глазу. Я пропишу вам капли закапывайте в оба глаза три раза в день.

П : Инфекция только в левом глазу, а закапывать нужно оба глаза?

В : Да.

П : У меня завтра очень важная встреча, могу я пойти на встречу?

В : Нет, несколько дней вы должны изолировать себя от людей.

П : Почему?

В : Эта болезнь инфекционная, она может передаваться, поэтому вы должны находиться дома.

П : Понятно, спасибо, до свидания.

В : Выздоравливайте!

Диалог 3

Доктор : Здравствуйте.

Пациент : Здравствуйте, доктор.

Д : Проходите, садитесь. На что жалуетесь?

П : У меня стало ослабевать зрение в сумерках, иногда почти полностью ничего не вижу при слабом освещении.

Д : А как вы питаетесь?

П : Почему вы задаете такой вопрос?

Д : Когда ослабевает зрение в ночное время, значит, что в пище не хватает витамина А.

П : А, понятно. Но я питаюсь нормально.

Д : Вы носите очки?

П : Да, у меня плохое зрение. Доктор, скажите я могу поменять очки на линзы?

Д : Есть проблемы с очками?

П : Очки часто сползают на нос, падают во время занятий спортом, запотевают и пачкаются.

Д : Да, это проблема. Контактные линзы абсолютно безопасны, они не вызывают раздражения. Вы можете носить контактные линзы.

П : И ещё, доктор, у моей дочери косогласие, как можно лечить косогласие?

Д : Для лечения косогласия нужно, как можно раньше носить корригирующие очки, делать упражнения для повышения остроты косящего глаза.

П : Спасибо, доктор, вы мне очень помогли.

Д : Пожалуйста.

6. Оторинология (이비인후과)

1) слова и словосочетания (단어와 표현)

· Оторея	이루, 귓속에서 고름이 나는 병
· Шум в ушах	귀울음, 이명
· Ушная боль	귀앓이
· Нарушение (уменьшение) слуха, глухота	귀가 먼
· Глухой (глухая)	귀먹은
· Слюноотделение	타액분비과다(유연증)
· Боль в горле	인두통
· Зубная боль	치통
· Депрессор языка	혀 누르는 기구
· Цвет клубники (розовый)	진홍색 혀
· Носовая перегородка	비중격
· Обоняние (запах)	후각
· Глотка	인두
· Гортань	후두
· Голос	목소리
· Охриплость (хриплый голос)	목이 쉬다(쉰 목소리)
· Откашливание	기침, 가래
· Миндалины	편도선(гланды)
· Нёбо	구개
· Язычок	목젖
· Назофарингоскоп	비인두경
· Аденоиды	아데노이드
· Лимфатический узел (лимфатические узлы)	임파절
· Перитонзиллярный абсцесс	편도선주변농창
· Паралич голосовых связок	성대마비

- Спрей для горла 인두분무
- Ларингоскоп 후두경
- Ларингоскопия 후두경 검사
- Ларинготомия 후두절개
- Отоскоп 이경
- Эндоскоп 후두내시경
- Барабанная перепонка 고막
- Проверка слуха 청력검사
- Пункционная биопсия 바늘조직검사
- Слуховой аппарат 보청기
- Слуховой 청각기관의
- Цветочная пыльца 꽃가루
- Насмор, сопли 콧물
- Носовое кровотечение 코피
- Острый фарингит 패혈성 인두염
- Ангина 후두염
- Ларингит 후두염
- Менингит 뇌막염
- Фурункул 부스럼, 종기
- Бронхит 기관지염
- Бронхиальная астма 천식
- Пневмония 폐렴
- Произвести 시행하다
- Проверка 검사
- Отоскоп 이청관
- Эндоскоп 내진경
- Барабанный 여윈
- Заложенность 막히다
- Покалывания 찌르다
- Познабливание 오한
- Недомогание 불쾌한
- Откашливание 가래를 뱉다

· Жевание 씹다
· Невнятный 불명료한
· Фарингит 인두염
· Миндалины 편도
· Доставлять 야기하다
· Неприятность 불쾌한
· Промывание 세척
· Размягчить 부드러워지다

2) Примеры выражений (예문)

· У пациента шум и звон в ушах.

· В течении трёх дней у него были сильные выделения из правого уха.

· Каким ухом вы не слышите?

· Есть ли у вас боль в ушах или выделения из них?

· Мы произведём проверку слуха прежде чем поставить слухой аппарат.

· Давайте проверим ваши уши с помощью отоскопа.

· Проверим состояние вашей глотки с помощью эндоскопа.

· Посмотрим внутрь вашего носа с помощью эндоскопа.

· Ваши барабанные перепонки чистые.

· Необходимо сделать пункционнную биопсию и компьютерную томографию вашей шеи.

· Я пришёл, чтобы получить слуховой аппарат.

· Насколько у меня плохой слух?

· С возрастом, наши уши становятся менее чувствительны к звукам, и шумам и появляются проблемы со слухом.

· В последннее время у вас были ушные инфекции?

· Больного беспокоит резкая или постепенно усиливающаяся боль в ухе, а также заложенность уха, шум в ухе, часто переходящий в ощущение пульсации, понижение слуха, повышение температуры.

· Боль в ухе, вначале в виде покалывания, затем она принимает стреляющий приступообразный характер и, постепенно нарастает, становиться нестерпимой. Стихает или прекращается только на короткое время, ночью обычно усиливается.

· У вас есть насморк?

· Меня беспокоит постоянные заложенность носа и выделения из него.

· Мой рот открыт днем, и особенно во время сна, а когда я сплю, я храплю.

· У меня недомогание, повышение температуры тела, познабливание, головная боль, иногда боли в суставах.

· Больного беспокоят сильные головные боли и высокая температура, нередко тошнота и рвота. В дальнейшем бывает потеря сознания.

· У вас есть аллергия на цветочную пыльцу.

· У вас есть аллергия на домашнюю пыль, на шерсть животныхили на продукты питания?

· Во время приступа бронхиальной астмы у больного появляется одышка, удушье и сухой кашель.

· Вначале наступает сухость в носу, жжение в глотке, чиханье и тяжесть в голове. В дальнейшем закладывает нос, появляются обильные выделения из носа, вначале светлые, затем слизисто-гнойные.

· У меня сильно болит горло.

· У меня сильная боль при глотании.

· Мои лимфатические узлы увеличены и болезненны.

· Меня беспокоит охриплость, быстрая утомляемость голоса, першение, и царапание в горле, из-за которого возникает частое откашливание.

· Меня замучал кашель, вначале он был сухой, а потом стал с выделением мокроты. Голос становиться грубым, а иногда совсем беззвучным.

· Больной жалуется на ограниченное и болезненное раскрывание рта, боль при жевании, ему трудно говорить и его речь невнятна.

· У вас острый фарингит.

· Вам удаляли миндалины?

· Иногда инфекции в миндалинах доставят вам некоторые неприятности.

· У вас налет, покрывающий миндалины, но он легко снимается.

3) Диалог (대화)

Диалог 1

Врач : Здравствуйте!

Пациент : Здравствуйте!

В : Что вас беспокоит?

П : У меня болит ухо.

В : Когда началась боль?

П : 3 дня назад.

В : Были ли у вас выделения их уха.

П : Нет.

В : А слышите вы хорошо?

П : Я плохо слышу на одно ухо.

В : Каким ухом вы не слышите?

П : Я не слышу правым ухом.

В : Давайте проверим ваши уши с помощью отоскопа.

П : Насколько у меня плохой слух?

В : С возрастом, наши уши становятся менее чувствительны к звукам, и шумам и появляются проблемы со слухом. Вам нужен слуховой аппарат.

Диалог 2

Врач : Здравствуйте!

Пациент : Здравствуйте!

В : На что жалуетесь?

П : У меня болит горло.

В : Как давно оно у вас болит.

П : Уже почти неделю.

В : А уши болят?

П : Нет.

В : У вас есть насморк?

П : Да.

В : У вас есть аллергия на цветочную пыльцу.

П : Нет.

В : Вам удалили миндалины?

П : Да.

В : Иногда инфекции в миндалинах могут доставлять некоторые неприятности. Я пропишу вам лекарство.

Диалог 3

Врач : Здравствуйте.

Патиент : Здравствуйте, доктор.

В : Проходите, садитесь. На что жалуетесь?

П : Я стал плохо слышать.

В : Давно это у вас началось?

П : Около двух недель.

Д : Давайте посмотрим ваши уши. Так... У вас серная пробка в ушах.

П : Что мне надо делать?

В : Вам нужно промыть ухо тёплой водой. Это сделает вам медсестра.

П : Это очень больно?

В : Совсем нет. Хочу только сказать, если промывание не поможет, вам придёться приходить сюда ещё несколько раз.

П : Зачем?

В : Нам нужно будет размягчить ваши пробки.

П : А как вы это сделаете?

В : Мы будем впускать капли в ухо по 10 капель 2-3 раза в день.

П : Да, понятно.

В : После очистки ушей, я назначу вам капли в ухо, а также пользуйтесь дома согревающим компрессом или грелкой.

П : Хорошо. Спасибо, доктор.

В : До свидания.

7. Урология (비뇨기과)

1) Слова и словосочетания (단어와 표현)

· Почки	눈, 싹
· Мочеточник	수뇨관
· Мочевой пузырь	방광
· Мочеиспускательный канал	요도
· Мочеиспускание	배뇨
· Моча	오줌
· Мочиться	소변보다
· Мочевыводящие пути	요로
· Область промежности	회음부위
· Предстательная железа	전립선
· Трудность при мочеиспускании	배뇨곤란
· Неспособность к мочеиспусканию	배뇨불능
· Струя мочеиспускания слабая	오줌선이 약한 상태
· Чувство жжения при мочеиспускании	배뇨시 작열통
· Недержание	요실금
· Задержка мочи	요폐
· Ноктури , ночные позывы	야뇨
· Половое влечение	성욕
· Бели	백대하
· Влагалищные выделения	대하
· Менструация	월경
· Дисменорея, болезненная менструация	월경곤란(불순)
· Гиперменорея, усиленная менструация	월경량과다
· Скудные выделения, олигоменорея	월경량과소

· Аменоре , отсутствие месячных	무월경
· Надлобковый дискомфорт	하복부불쾌감
· Во время, после, в течении	월경 전, 후 간의
· Простатит	전립선염
· Цистит	방광염
· Уретрит	요도염
· Импотенция	발기부전
· Эрекция	발기
· Тест на содержание Мужских гормонов	남성호르몬검사
· Проверка на холестерин	콜레스테롤검사
· Пенис	음경
· Головка полового члена	귀두
· Яичко	고환
· Мошонка	음낭
· Обрезание	절개
· Ультразвукография	초음파(УЗИ)
· Инъекция в пенис	발기주사제
· Клиника урологии	비뇨기과 진료
· Чувство жжения или острой боли	따끔따끔하다, 얼얼하다
· Помочиться	적시다
· Сдерживать	견디다
· Прастотит	전립선염
· Местонахождение камня	결석
· ультразвуковое обследование	초음파검사
· Гнойный	곪은
· Слизистый	점액
· Проводиться	실행되다
· Пузырь	거품
· Антибиотик	항생물질

2) Примеры выражений (예문)

· Пациент встаёт ночью, для того чтобы помочиться.

· Он не может сдерживать мочеиспускание.

· У него частое мочеиспускание, но в малом количестве.

· У неё нерегулярные месячные, последние месячные начались 2 декабря и продолжались 4 дня.

· У неё не было месячных начиная с 25 января 1998 года.

· Вам необходимо пройти тест на прастотит.

· Результаты анализов на простатит будут готовы через 30 минут.

· Во время лечения простатита нельзя употреблять алкогольные напитки.

· Нам необходимо провести несколько тестов на импотенцию.

· Мы возьмём кровь на проверку наличия мужских гормонов и холестерина.

· Перед тем как будет сделано ультразвуковое исследование полового органа в пенис будет введена инъекция.

· Для того, чтобы установить точное местонахождение камня, ультразвуковое исследование должно проводиться в полностью заполненом мочевом пузыре.

· Если камень выйдет во время мочеиспускания, принесите его нам для анализа, когда придёте к нам в следующий раз.

· Для предупреждения появления камней, мы рекомендуем вам проходить ультразвуковое обсследование и сдавать анализ мочи раз в год.

· Вы должны мочиться лёжа.

· Я встаю трижды среди ночи, для того чтобы помочиться.

· Я не могу сдерживать мочевыделения каждые 20 минут.

· Мы собираемся проверить вашу простату.

· Я испытываю чувства жжения во время мочеиспускания.

· Возможно у вас цистит, это инфекция мочевыводящих путей.

· У меня боли внизу живота, учащенное, болезненность мочеиспускания, выделения крови в конце мочеиспускания.

· Меня беспокоят боли в мочеиспускательном канале, а моё отверстие мочеиспускательного канала покраснело.

· Меня беспокоят гнойные и слизистые выделения в конце мочеиспускания.

· Больного беспокоят внезапно возникшие боли в яичке, озноб, повышение температуры тела дор 38 градусов, увеличение яичка.

· У него покраснение головки полового члена.

· Его беспокоит зуд и гнойные выделения с неприятным запахом.

· Больной жалуется на тупые и ноющие боли в промежности.

· У больного предстательная железа увеличена в размерах, напряжена. Уплотнена.

· Больного беспокоит общая слабость, жажда, потеря аппетита, интесивные боли при мочеиспускании, резко учащенное и затрудненное мочеиспускание.

· У него острая задержка мочи.

3) Диалог (대화)

Диалог 1

Врач : Здравствуйте!

Пациент : Здравствуйте!

В : Какие у вас проблемы?

П : Я не могу сдерживать мочеиспускание.

В : А ночью вы встаёте?

П : Да, я встаю ночью, чтобы помочиться.

В : Какая у вас струя при мочеиспускании?

П : Очень слабая.

В : У вас есть чувство жжения при мочеиспускании?

П : Да.

В : Вам необходимо пройти тест на прастотит.

П : Когда будут готовы результаты?

В : Результаты анализов на простатит будут готовы через 30 минут. У вас простатит, необходимо лечение. Во время лечения простатита нельзя употреблять алкогольные напитки.

П : Хорошо, до свидания.

Диалог 2

Врач : Здравствуйте!

Пациент : Здравствуйте!

В : На что жалуетесь?

П : Я не могу сдерживать мочевыделения каждые 20 минут.

В : Возможно у вас цистит, это инфекция мочевыводящих путей. Чтобы знать точно нужно сделать ультразвукографию.

П : Ещё у меня камни, но я не знаю где они точно находятся.

В : Для того, чтобы установить точное местонахождение камня, ультразвуковое исследование должно проводиться в полностью заполненом мочевом пузыре.

П : Понятно.

В : Если камень выйдет во время мочеиспускания, принесите его нам для анализа, когда придёте к нам в следующий раз.

П : Что делать, чтобы избежать появление камней?

В : Для предупреждения появления камней, мы рекомендуем вам проходить ультразвуковое обсследование и сдавать анализ мочи раз в год.

Диалог 3

Доктор : Добрый день.

Больной : Здравствуйте.

Д : Что с вами случилось?

Б : Меня беспокоят сильные боли в пояснице и учащённое мочеиспускание.

Д : Температура была?

П : Да, температура появилась вчера, внезапно.

Д : Какая была температура?

П : 38.2 (тридцать восемь и два).

Д : Вы курите, выпиваете?

П : Курю, а пью не так часто.

Д : Сколько раз в неделю (месяц).

П : 2-3 раза в месяц.

Д : Раньше у вас были какие нибудь урологические заболевания, такие как: цистит, простатит?

П : Нет.

Д : Вы переохлаждались в последние несколько дней, или может быть сидели на холодных камнях?

П : В выходные мы с друзьями ходили в горы, и там, я сидел на камнях.

Д : Вам нужно сдать анализ мочи и крови, а после анализов я назначу вам лечение.

Д : Да, вы переохладились, я назначу вам антибиотики. Принимайте их 2 раза в день после еды. И постарайтесь держать вашу спину в тепле.

П : Большое спасибо, доктор. До свидания.

Д : Всего доброго. Выздоравливайте.

8. Пластическая хирургия (성형외과)

1) Слова и словосочетания (단어와 표현)

· Анестезия	마취
· Местная анестезия	부분마취
· Общая анестезия	전신마취
· Операция под местной анестезией	국소마취수술
· Стежк, швы	실밥
· Шовный	봉합하다
· Рубец (рубцы)	흉터
· Коррекция рубцов	흉터조정
· Косметический шов	화장술
· Бровь	눈썹
· Двойное веко	쌍꺼풀
· Подтяжка лица (фейслифтинг)	미용수술
· Подтяжка век (блефаропластика)	눈꺼풀수술
· Подтяжка груди (мастопексия)	가슴수술
· Татуировка	문신
· Макияж	화장
· Имплант	이식
· Искусственный	인조의
· Пластическая операция груди (ммамопластика)	가슴수술
· Отопластика (пластика ушных раковин)	이각 조형술
· Ринопластика (пластика носа)	조각코
· Гипергидроза (повышенная потливость)	다한질
· Физиологический раствор	식염수
· Разрезы	절개
· Вырезать	도려내다

· Полные губы	두툼한 입술
· Пухлый	부풀리다
· Ботокс	보톡스
· Омоложение кожи	피부재생
· Морщина (морщины)	주름
· Крупные морщины, мелкие морщины	짙은 주름, 옅은 주름
· Складка	주름(살)
· Морщинки вокруг глаз	눈 주위의 주름
· Расширение	확대
· Хрящ	연골
· Ноздри	콧구멍
· Крупные ноздри	넓은 콧구멍
· Кончик носа	코끝
· Нос с горбинкой	코끝이 볼록하다
· Искривленный нос	구부러진 코
· Преобразованный	변모
· Исправить	고치다
· Завершаться	끝내다
· Напряжение	긴장
· Холодные компрессы	얼음찜질
· Эластичность	신축성
· Перманентный макияж	눈썹문신
· Отступать	물러나다
· Вскармливание	영양소
· Травмироваться	외상을 입다
· Бюстгальтер	브래지어
· Кремний	규소
· Лазерные процедуры	레이저 치료
· Морщина	주름
· Вшивается	봉합하다
· Опухнуть	붓다

· Вырезать 절제하다
· Перевязка 붕대를 감다
· Разглаживать 펴지다
· Сделать пластическую операцию 성형수술을 하다
· Прикладывать 붙여 넣다
· Свой внешний вид 자신의 외모
· Дряблый 무기력한
· Естественно 자연스럽게
· Прежний упругий вид 이전의 탄력 있는 모습
· Сократиться 단축시키다
· Избыточный 여분, 잉여의
· Хроническое заболевание 만성 질환
· Артериальное давление 맥박

2) Примеры выражений (예문)

- Я хочу исправить форму носа, сделать её короче (длиннее), а также убрать горбинку и изменить кончик носа.
- При операции носа разрез выполняется изнутри носа.
- Рубцы остаются незаметными.
- Ринопластика завершается установкой тампонов и наложением специальной повязки.
- Незначительный отёк может сохраняться несколько дней.
- Врач рекомендует не курить в послеоперационный период.
- Вам следует воздержаться от сильного напряжения, наклонов вперед, ношения очков.
- Физическая нагрузка после ринопластики рекомендуется через 2 недели.
- Вы можете поесть перед тем как вам будет сделана местная анестезия.
- В день операции не наносите косметику на лицо.
- Прикладывай к лицу холодные компрессы в день операции и на следующий день после неё.
- Вам удалят швы на 3 или 5 день, если операция будет выполняться на вашем лице и на 10 или 14день, если операция будет проходит на руках или ногах.
- Когда вы придете по предварительной записи, мы снимем вам швы.
- Если вы сделаете операцию на веко, то швы удаляются через 3-4 дня.
- Кожа потерявшая эластичность.

· Во время блефаропластики убирается избыток кожи.

· После пластики век отёки и синяки могут держаться до 2 недель.

· После блефаропластики нельзя посещать баню и сауну, в течении 1-2 месяцев. Ограничить приём солёной и острой пищи и особенно жидкости за 3-4 часа до сна.

· В последнее время очень много людей делают перманентный макияж на глазах.

· С помощью татуировки хной можно сделать перманентный макияж бровей и линий губ.

· Для людей, которые страдают выпадением волос, или те волосы у котрых отступают, доступен имплантант волос.

· Надрезы под грудью

· Первые дни после ммамопластики бедет сохраняться небольшой отёк, и грудь может распирать и тянуть при определённых движениях.

· Нельзя поднимать руки высоко над головой.

· Имплант абсолютно безопасен для здоровья.

· Импланты не влияют на грудное вскармливание ребёнка.

· При помещении имланта молочные железы не травмируются.

· После операции вы можете чувствовать онемение кожи, но со временем это чувство проходит.

· В первый месяц рекомендуется носить, не снимая, специальный бюстгальтер.

· Многие люди хотели бы иметь полные губы, поэтому они вводят кремний (силикон) для пухлых губ.

· Если вы хотите, улучшить общий внешний вид вашего лица, у нас есть различные лазерные процедуры.

· Вы можете сделать традиционную подтяжку лица.

· Если вы хотите удалить морщины в области глаз вам поможет ботокс (контурная пластика).

· В форме полумесяца кусок кожи вшивается для создания складки на верхнем веке.

· После операции на глазах, они несколько дней будут опухшими.

· Пластическая операция носа производится через нос, с помощью вставления синтетического хряща в нос.

· Операция достаточно сложная, потому что необходимо вырезать хрящ и кости.

· Я хотела бы получить полный макияж.

· У меня очень сильные послеродовые растяжки.

· У меня очень дряблая кожа живота.

· После абдоминопластики остается довольно длинный, по началу заметный рубец.

· В случае сильного растяжения мышц живота производится их пластика – ушивание.

· Часо абдоминопластика дополняется липосакцией других частей тела: бедер, рук, спины.

· Послеоперационные боли могут держаться 1-3 дня. Снятие швов происходит обычно на 7 день. До этого времени необходимы регулярные перевязки.

· При липосакции выполняются маленькие проколы в местах скопления нежелательного жира, после чего жир удаляется полыми трубками.

· Мы предлагаем вам лечение повышенной потливости с помощью инъекции Ботокса.

· С помощью Ботокса вы можете разглаживать морщины на лбу.

3) Диалог (대화)

Диалог 1

Врач : Здравствуйте!

Пациент : Здравствуйте!

В : Чем могу вам помочь?

П : Я хочу сделать пластическую операцию.

В : Какую операцию вы хотите?

П : Я хочу операцию на глаза. Что мне нужно сделать, чтобы получить операцию завтра? Я могу поесть перед операцией?

В : Вы можете поесть перед тем как вам будет сделана местная анестезия. В день операции не наносите косметику на лицо.

П : А как проводится операция?

В : В форме полумесяца кусок кожи вшивается для создания складки на верхнем веке.

П : После операции глаза опухают?

В : После операции на глазах, они несколько дней будут опухшими. Поэтому вы должн прикладывать к лицу холодные компрессы в день операции и на следующий день после неё.

П : Когда снимут швы?

В : Если вы сделаете операцию на веко, то швы удаляются через 3-4 дня.

Диалог 2

Врач : Здравствуйте!

Пациент : Здравствуйте!

В : Чем могу вам помочь?

П : Я хотела бы изменить свой внешний вид.

В : Если вы хотите, улучшить общий внешний вид вашего лица, у нас есть различные лазерные процедуры, а также вы можете сделать традиционную подтяжку лица или удалить морщины в области глаз.

П : А как проводится пластическая операция носа?

В : Пластическая операция носа производится через нос, с помощью вставления синтетического хряща в нос.

П : Это лёкгая операция?

В : Операция достаточно сложная, потому что необходимо вырезать хрящ и кости.

П : Когда удаляют швы?

В : Вам удалят швы на 3 или 5 день, после операции.

Диалог 3

Доктор : Здравствуйте, проходите, садитесь. Чем могу помочь?

Пациент : Я хотела бы сделать ммамопластику и абдоминопластику.

Д : Сначала мне нужно вас посмотреть. Вы хотите увеличить или уменьшить грудь?

П : Я хочу сделать подтяжку груди. После рождения ребёнка моя грудь заметно уменьшилась в объеме, стала дряблой и провисшей.

Д : Я понимаю вас. Вам естесственно хочется вернуть груди прежний упругий вид. В этом случае поможет подтяжка груди - мастопексия.

П : А как проводиться операция?

Д : При оперции убирается избыток кожи, поднимается и подшивается молочная железа.

П : Операция проводится под наркозом?

Д : Да, в нашей больнице операция проводится под наркозом.

П : Сколько дней мне надо находиться в больнице после операции?

Д : 2-3 дня.

П : После беременности и родов мой живот очень сильно растянулся. Что мне с этим делать.

Д : Сколько прошло времени после родов?

П : Уже почти год.

Д : Да, если в течении 6 месяцев после родов кожа живота не сократилась – значит, она уже не сократиться. Вам необходима пластика живота.

П : Как происходит операция?

Д : Во время операции укрепляют сильно растянутые мышщы и удаляют избыточную кожу.

П : Живот станет плоским и подтянутым?

Д : Да, но после этой операции остается рубец, который заметен первые 2-3 месяца.

П : Хорошо, что от меня требуется?

Д : Вам необходимо сообщить обо всех хронических заболеваниях, вредных привычках и особенностях артериального давления.

9. Дерматология (피부과)

1) слова и словосочетания (단어와 표현)

· Зуд	가려운
· Покраснение кожи	홍진
· Сыпь	발진
· Шелушение	피부가 벗겨지는 것
· Сухость	건조하다
· Отёк(и)	부종(들)
· Чесать	긁다
· Чесотка	가려움
· Пузырьки (на коже)	거품
· Волдырь (и)	물집
· Прыщь (прыщи)	좌창
· Акне	여드름
· Кондиломы	사마귀
· Папилломы	유취종
· Бородавка	점, 사마귀
· Родинка	점
· Мозоль	물집
· Мазь анестетик	마취연고
· Криохирургия	냉동치료
· Чистка кожи	박피
· Эпиляция	제모
· Сжигание кожи	피부 화끈거림
· Образцы кожи	감사용 표본
· Противовозрастный	노화방지의
· Цвет кожи	피부색
· Свечение	윤기
· Вирус	바이러스
· Инфекция	감염

· Заразны, заразное заболевание (инфекционное)	전염성(감염성)
· Незаразны, незаразное заболевание (неинфекционное)	비 전염성(비 감염성)
· Кожный зуд	가려움증
· Дерматит	피부염
· Лишай	포진, 옴
· Экзема	습진
· Микоза (стоп)	세균병
· Выпадения волос	탈모
· Шелушиться	가죽이 벗겨지다
· Увеличиваться	증가
· Мельчайшие	작은
· Волосистый	털이 많은
· Сероватый	회색을 띤
· Мазь	연고
· Криохирургия	냉동 치료
· Раздражение	화끈거리다
· Высыпать	발생하다
· Проверка в лабораторию	임상병리실
· Нежелательные волосы	원치 않은 머리카락
· Эстетическая терапия	미용 프로그램
· Безжизненный	생명이 없는
· Трещина	균열
· Специфический	구체적인
· Тщательно	신중하게
· Пространство	공간
· Противостарение	노화방지
· Промежуток	간격
· Тусклый	어두운
· Сахарный диабет	당뇨병
· Микоза	세균병
· Грибковое заболевание	곰팡이 감염

2) Примеры выражений (예문)

· У него чешутся глаза.

· Этот пациент комплексует из-за выпадения волос.

· Нельзя расчесываться чужими расческами, щетками.

· Кожа очень толстая и сухая.

· Кожа на голове очень сильно шелушиться.

· На коже появились белые пятна различной величины и формы, котрые постепенно увеличиваются в размерах.

· В местах покраснения кожи появились мельчайшие пузырьки, которые потом превращаются в гнойнички.

· На волосистой части головы наблюдается покраснение, сухость кожи, много сероватых чешуек.

· Место для операции необходимо помазать мазью и подождать 40 минут, после чего анестезия начнёт действовать.

· Во время криохирургии вы можете почувствовать боль, а после процедуры если у вас образуются мозоли мажьте мазью, которую вы получите по этому рецепту.

· Мазь может вызвать такое раздражение кожи как жжение, если жжение будет продолжаться то мажьте мазью меньшее количество раз.

· Вы можете узнать ваш результат теста на аллергию через 3 дня.

· У меня высыпала (появилась) сыпь по всему животу.

· Вы ели что-нибудь, что могло бы вызвать у вас аллергию?

· Я чешу до появления крови.

· Я думаю нам необходимо взять у вас образец кожи и отправить её на проверку в лабораторию.

· Я хочу удалить бородавки с моего лица.

· Бородавка на подошве очень сильно болит и мешает мне ходить.

· Мы можем легко удалить вам бородавки и родинки с помощью лазера.

· Вы можете удалить нежелательные волосы на лице и теле при помощи эпиляции.

· Можете ли вы рассказать мне об эстетической терапии?

· Наши программы по уходу за кожей против старения мы проводим с помощью новейших лазерных технологий.

· Ваша кожа мгновенно улучшит тон, помолодеет и будет блестеть (сиять).

· Солнце плохо влияет на кожу, делает её сухой и безжизненной.

· В промежудке между 3 и 4 пальцем я ощущаю зуд, кожа в том месте покраснела, шелушится, между пальцами возникла трещина.

· С годами мои ногкти на ногах стали серо-жёлтого цвета, тусклыми, утолщенными.

· Пот на ногах приобрёл отвратительный, специфический запах.

· Необходимо тщательно после купания протирать межпальцевое пространство.

3) Диалог (대화)

Диалог 1

Врач : Здравствуйте!

Пациент : Здравствуйте!

В : На что жалуетесь?

П : У меня высыпала (появилась) сыпь по всему животу.

В : Вы ели что-нибудь, что могло бы вызвать у вас аллергию?

П : Нет, у меня нет аллергии.

В : Как сильно вы чешитесь?

П : Я чешу до появления крови.

В : Я думаю нам необходимо взять у вас образец кожи и отправить её на проверку в лабораторию.

П : Но у меня не было никогда аллергии.

В : Вы можете узнать ваш результат теста на аллергию через 3 дня, а пока я выпишу вам мазь. Мазь может вызвать такое раздражение кожи как жжение, если жжение будет продолжаться то мажьте мазью меньшее количество раз.

Диалог 2

Врач : Здравствуйте!

Пациент : Здравствуйте!

В : Чем могу помочь?

П : Я хочу удалить бородавки с моего лица.

В : Мы можем легко удалить вам бородавки и родинки с помощью лазера.

П : А какая у вас есть программа противостарения?

В : Наши программы против старения, по уходу за кожей мы проводим с помощью новейших лазерных технологий. Ваша кожа мгновенно улучшит тон, помолодеет и будет блестеть.

П : А удалить мозоли у вас можно?

В : Да.

П : Как это делается?

В : Место где будут удалять мозоли необходимо помазать мазью и подождать 40 минут, после чего анестезия начнёт действовать.

П : Это больно?

В : Во время криохирургии вы можете почувствовать боль, а после процедуры если у вас образуются мозоли вам пропишут мазь, которую высможите получите по рецепту.

Диалог 3

Врач : Здравствуйте, проходите. На что вы жалуетесь?

Пациент : У меня серьёзная проблема, доктор.

В : Какая?

П : Промежуток, между пальцами на ногах, очень сильно чешется, в том месте появилась трещина.

В : Так... Ещё что-нибудь.

П : Ногти стали тусклыми, серо-желтого цвета. Пот на ногах приобрёл отвратительный запах.

В : Когда это у вас появилось?

П : Где-то два месяца назад.

В : Скажите, вы ходите в спортивные секции или может быть часто посещаете бассейны, сауны?

П : Да, я люблю спорт, поэтому хожу в спортивный зал три раза в неделю, а по выходным я хожу в сауну.

В : Вы болеете сахарным диабетом?

П : Нет.

В : Вы часто курите?

П : Курю, но не очень часто.

В : У вас микоз. Это грибковое заболевание.

П : Что мне надо делать?

В : Я выпишу вам рецепт мази. Вы должны мазать пальцы ног утром и вечером.

П : Хорошо, доктор, а когда мне прийти опять?

В : Приходите через одну неделю.

П : Спасибо. До свидания.

В : Всего доброго.

10. Стоматология (치과)

1) Слова и словосочетания (단어와 표현)

· Молочный зуб	유치
· Коренной зуб	영구치
· Верхний зуб	상치
· Нижний зуб	하치
· Здоровый зуб	건강치
· Мёртвый зуб	죽은치
· Корень зуба	송곳니
· Прорезывание зубов	생치
· Запаздалое прорезывание зубов	생치지연
· Удаление зуба	발치
· Пиоре (выделения гноя)	농루
· Протез	의치
· Имплант	임플란트
· Эмаль	에나멜
· Кариес (гнилой)	썩은
· Прополощите	헹구다
· Пломба (временная пломба)	충전물(충치의)
· Удалить	뽑다
· Шататься	흔들리다
· Резаться	이가 나오다
· Запломбировать	땜질하다
· Меняться	교체하다
· Сверлить	뚫다
· Прополоскать	헹구다
· Кровоточить	출혈하다
· Отшлифовать	연마하다
· Чувствительность	민감성
· Отбелить	미백

- Мёртвый 죽은
- Употребления 사용
- Избежать 피하다
- Застревать 끼이다

2) Примеры выражений (예문)

· У меня болит зуб.

· У меня хорошие (здоровые) зубы.

· У меня плохие зубы.

· Я удалил зуб.

· Мой коренной зуб шатается.

· Её зуб шатается.

· У ребёнка режется 5-ый зуб.

· У меня 3 гнилых зуба.

· Оставшиеся зубы все с небольшим кариесом.

· Я вставил зуб.

· Я запломбировал зуб.

· У меня начали меняться молочные зубы на коренные.

· Я был у зубного врача.

· Сегодня мне сверлили зуб.

· Потом врач сказал, что я могу прополоскать рот водой.

· У меня опухла десна.

· У меня выпала пломба.

· Этот зуб можно запломбировать?

· Этот зуб нужно удалить?

· Этот зуб можно спасти?

· У меня сломался зуб.

· Мне нужно поставить коронку.

· Вы делаете мне больно.

· Мои дёсны кровоточат.

· Вам нужно удалить нерв.

· Мне нужно поставить коронку.

· Какую коронку вам поставить?

· Я хочу меллическую (пластмассовую, золотую, серебряную) коронку.

· У меня неправильный прикус.

· У меня кривые зубы.

· У меня есть зубной камень.

· Мы снимем зубной камень

· Мы отшлифуем ваши зубы.

· Когда я чищу зубы, мои десна кровоточат.

· У меня повышенная чувствительность к холодному и горячему.

· Когда я жую, мне больно.

· Я хочу вернуть зубам естественную белизну.

· Я хочу отбелить зубы.

3) Диалог (대화)

Диалог 1

Врач : Здравствуйте!

Пациент : Здравствуйте!

В : На что вы жалуетесь?

П : У меня плохие зубы.

В : давайте проверим ваши зубы, откройте рот. У вас три гнилых зуба.

П : Что мне нужно делать?

В : Один зуб вам нужно удалить, а два запломбировать.

П : Если я удалю зуб, потом я смогу поставить имплант?

В : Конечно.

П : А это очень больно?

В : Ваш нижний зуб мёртвый, поэтому при удалении вы не почувствуете боль.

П : А ставить зуб очень больно?

В : Вам сделают наркоз, и это будет не больно.

Диалог 2

Врач : Здравствуйте!

Пациент : Здравствуйте!

В : Что с вами случилось?

П : У меня начали меняться молочные зубы на коренные, а на нижних зубах появился кариес.

В : Как зуб у вас уже поменялся?

П : Это 5-ый зуб.

В : Как часто вы чистите зубы?

П : Утром и вечером.

В : Зубы нужно чистить после каждого употребления пищи. А нитью для зубов вы пользуетесь?

П : Нет, а что?

В : Пища остается между зубами и зубы начинают гнить, если не пользоваться нитью.

П : Да, понятно.

В : Сегодня мы запломбируем вам 3 зуба. Это совсем не больно.

Диалог 3

Доктор : Добрый день. Проходите, пожалуйта. Что вас беспокоит?

Пациент : Меня ничего не беспокоит. Я пришёл на плановую проверку.

Д : Хорошо, садитесь в это кресло. Откройте рот. Шире. Так... зубы чистые, но к сожалению есть зубной камень и увас покраснение дёсен.

П : Да, когда я чищу зубы или ем фрукты мои дёсна кровоточат. Что мне делать?

В : Для начала мы снимем вам зубной камень и удалим тёмный налёт от кофе, чая, табака. Посмотрите в зеркало, теперь ваши зубы чистые, без мягкого налёта и зубного камня.

П : Что мне делать, чтобы избежать мягкого налёта и зубного камня?

Д : Избавиться от налёта и зубного камня поможет только хорошая гигиена полости рта и нить для зубов.

П : Я и так хорошо чищу зубы.

Д : Но читска зубов это еще не всё. Пища может застревать между зубами, поэтому для этого нужно использовать зубную нить (нить для зубов).

П : Понятно. Я что делать с дёснами?

Д : Я пропишу вам таблетки. Принимайте их один раз в день после еды.

П : Спасибо, доктор, до свидания.

Д : Всего хорошего.

11. Госпитализация и лечение (입원 및 진료)

1) Слова и словосочетания (단어와 표현)

· Больница	환자
· Клиника	클리닉
· Врач	의사
· Медсестра	간호사
· Комната медсестры	간호사실
· Больной	아픈
· Карта больного	진료카드
· Дни консультаций	상담일자
· Предварительная запись	예비 기록
· Справка о медицинской страховке	보험증
· Медицинская страховка	건강보험
· Регистратура	원무과
· Первое посещение	최초 방문
· Вторичное посещение, повторная консультация	두 번째 방문, 반복 상담
· Список	진료기록
· Комната для консультаций	진찰실
· Осмот, консультация	진찰, 상담
· Медицинское свидетельство, диагноз	진단서
· Госпитализация	입원
· Выписка из больницы	환자 퇴원
· Плата за лечение	치료비용
· Плата за госпитализацию	입원비용
· Палата	병실
· Операция	수술
· Тест, проверка	검사
· Терапия, лечение	치료

· Симптом	증세
· Сопроводитель, брошюра	안내책자
· Назначенные проверки	지정진료
· Обследование	검사
· Определенный врач	지정의사
· Симптом	증상
· Анестезия	마취
· Выздоровление	치유
· Предосторожность	주의사항
· Медицинское обследование	종합 검진
· Тщательный анализ	정밀 검진
· Осмотр	진찰
· Окошко	수납부
· Кровать	침대
· Хранение	보관
· Прохождение	연구

2) Примеры выражений (예문)

· Вы запланировали госпитализацию на сегодня?

· Палата 2-х местная.

· После госпитализации все обследования и операции будут проводиться доктором.

· Если вы согласны распишитесь здесь пожалуйста.

· После госпитализации в 5 окошке регистратуры, вы должны пойти в здание В на 6 этаж к медсестре.

· Что с вами случилось?

· Что вас сейчас беспокоит?

· Если вы хотите определенного врача вы должны сделать отметку об этом.

· Доктор будет спрашивать вас о ваших симптомах.

· Для проверки вы должны пойти в кабинет №2.

· Вас посмотрит доктор через 20 минут.

· Осмотр будет продолжаться 10 минут.

· Мне придётся лечь в больницу?

· Меня положат в больницу?

· Мы вас госпитализируем.

· Вы будете госпитализированы на 5 дней для дальнейшего лечения. (обследования)

· Вам нужно остаться в больнице на пару дней для наблюдения.

· Операция необходима?

· Вам необходима срочная операция.

· Вы согласны на анестезию?

· Мы вам сделаем местную анестезию.

· Сделайте всё возможное.

· Сделайте всё, что в ваших силах.

· Мне станет получше в скором времени?

· Когда я поправлюсь?

· Сколько мне придеться лежать в больнице?

· Я ещё не очень хорошо себя чувствую.

· Мне немного лучше.

· Я чувствую себя очень хорошо сейчас.

· Я желаю вам скорейшего выздоровления.

· Вот брошюра, Здесь вся информация о болезнях и мерах предосторожности. Пожалуйста возьмите и прочитайте.

· Медицинское обследование включает в себя общее обследование организма, при помощи тщательных анализов, проверяются состояние некоторых органов, таких как мозг, легкие, сердце, или деменция. (слабоумие)

3) Диалог (대화)

Диалог 1

Врач : Здравствуйте!

Пациент : Здравствуйте!

В : Что с вами случилось?

П : Я хочу лечь в больницу.

В : Для того чтобы это сделать вам необходимо пройти ряд обследований. Для проверки вы должны пойти в кабинет №2.

П : Где находится кабинет №2?

В : Кабинет №2 находится на 2-ом этаже.

П : Когда будет принимать врач?

В : Вас посмотрит доктор через 20 минут.

П : Как долго будет продолжаться осмотр?

В : Осмотр будет продолжаться 10 минут.

П : У меня серьёзная болезнь?

В : Вот брошюра, Здесь вся информация о болезнях и мерах предосторожности. Пожалуйста возьмите и прочитайте.

П : Большое спасибо.

Диалог 2

Регистратура : Чем могу помочь?

Пациент : Я хочу лечь в больницу.

Р : Вы запланировали госпитализацию на сегодня?

П : Да.

Р : Какую палату вы хотите?

П : 2-местную.

Р : После госпитализации все обследования и операции будут проводиться доктором Чоем.

П : Но у меня есть другой врач.

Р : Если вы хотите определенного врача вы должны сделать отметку об этом.

П : Да, я хочу.

Р : После госпитализации в 5 окошке регистратуры, вы должны пойти в здание B на 6 этаж к медсестре.

П : Хорошо.

Р : Я желаю вам скорейшего выздоровления.

Диалог 3

Медсестра : Добрый день. Я покажу вам, где находится ваша палата.

Больной : Спасибо.

М : Следуйте за мной. .... Вот это ваша палата номер 703, здесь хирургическое отделение.

Б : А где моя кровать?

М : Вот, та около окна. Это кнопка вызова, если вам что-нибудь понадобиться вы можете нажать на неё.

П : А когда дают еду?

М : Расписание висит на доске. Завтрак с 7:30 до 8:00, обед с 12:00 до 13:00, ужин с 17:30 до 18:00.

Б : Спасибо, расписание мне подходит.

М : Врачи приходят для осмотра утром с 7:30 до 9:00 и после обеда с 16:30 до 17:30.

Б : Спасибо за информацию. И ещё скажите где можно разогреть еду или принять душ.

М : В комнате для хранения продуктов есть холодильник и микроволновая печь. А принять душ вы можете в душевой, которая находиться на этом этаже.

Б : Когда мне будут делать операцию?

М : Об этом вам скажет лечащий врач, после прохождения вами всех анализов.

Б : Могу я лечь?

М : Конечно, отдыхайте.

Б : Спасибо.

III.
Восточная Медицина
(한방)

III. Восточная Медицина (한방)

Слова и словосочетания (단어와 표현)

· Восточная Медицина	한방
· Физическая конституция	체질
· Человек конституции с уменьшенной силой "Ян"	소양인
· Индивидуальность	성격
· Органы "Инь" (плотные) и орданы "Ян" (полые)	장부
· Функция	기능
· Селезенка	비장
· Почка	신장
· Пищеварение	소화
· Испражнение	배설
· Питание	음식
· Конституция человека с преобладанием "Инь"	태음인
· Печень	간
· Легкое	폐
· Циркуляция	순환
· Четыре конституциональных типа человека	사상체질
· Запор	변비
· Диспепсия	소화불량
· Диарея	설사
· Ригидность шеи	항강통
· Синдром "замороженного" плеча	오십견
· Инсульт	중풍

· S образное искривление позвоночника	척추측만증
· Позвонок	척추
· Пять плотных и шесть полостных органов	오장육부
· Гипофункция	기능저하
· Мокаса (полынная сигарета) – терапия	뜸
· Чхуна	추나
· Фармакопунктура	약침
· Акупунктура пчелиным ядом	봉침
· "Акупунктура лекарственными нитями" - иглоукалывание с помощью итл с нитями, пронитахнными лекарственным раствором	매선침
· Травяное средство	한약
· “T” и крови	기혈
· Высокая частота	고주파
· Конституциональная медицина	체질의학
· Поручать	위임하다
· Несдержанный	자제력이 없는
· Афишировать	공개하다
· Уравновешенный	침착한
· Алчный	욕심이 많은
· Квадратный	정방향의
· Достоверный	믿을 만한
· Уменьшить	축소되다
· Выделяться	나타나다
· Потеть	땀 나다
· Испражняться	변을 보다
· Мочеиспускание	배뇨

- · Колотиться 찌르다
- · Обильный 다량의
- · Несварение желудка 소화불량
- · Объедаться 줄어들다
- · Несгибаемый 굽힐 수 없는
- · Расслабиться 쇠약해지다
- · Пагубный 해로운
- · Приобреть 얻다
- · Воздерживаться 절제하다
- · Симметричность 대칭
- · Иглоукалывание 침술
- · Мышца 근육
- · Сахарный диабет 당뇨병

1) Особенности типа

(1) особенности типа (конституции) Соянг-ин

① Характер

· Хорошо развита творческая способность, деятельный, активный, быстро выполняет порученную работу, исключительно оказывает услуги.

· Завершение слабое (недостаточное), к семейным и личным делам относится небрежно.

· Характер несдержанный, в делах портящих настроение тут же проявляет эмоции.

· Пустой челове, часто любит афишировать.

② Функции органов

· Селезёнка большая, почки небольшие.

· Хорошее пищеварение, но слабое испражнение.

③ Особенности внешности

· Лицо формы неправильного треугольника, много случаев с выпуклой перед- нейили задней части головы, головая небольшая.

· Разрез глаз небольшой, подбородок острый.

· Что касается телосложения, широкая грудь и узкие бедра.

· Хорошо развита верхняя часть, в то время как нижняя часть слаба.

④ Полезная пища

· Ячмень, кунжут, арбуз, дыня, виноград, банан, капуста, огурец, тыква, морковь, свинина, яйца, устрица, морские продукты, креветка, морское ушко, змееголов рыба, краб и т. д.

· Полезно употреблять свежие и прохладные продукты, фрукты и овощи, а так же морские продукты.

⑤ Вредная пища

· Курица, говядина, молоко, мясо собаки, арахис, перец, имбирь, чёрный перец, карри, патока, мед, и женьшень и т.д.

· Следует избегь острые или пряные горячие продукты, продукты мгновенного и быстрого приготовления.

⑥ Спорт

· Действия быстрые, сила ускоренная однако выносливость слабая, поэтому сле-дует заниматься спортом, который требует выносливости и способность думать. Например, бег или ходьба на короткие дистанции, плавание, прыжки в высоту, катание на лыжах.

· В спортивных играх с мячом хорошо занимать позицию, требующей выполне- ния решительной роли.

· В футболе - нападающий, в бейсболе - отбивающий.

⑦ На что следует обратить внимание

· Пищу лучше есть медленно в небольших количествах и тщательно переже- вывать.

· Нетoропиться в делах и быть всегда спокойным и уравновешенным.

(2) Особенности типа (конституции) тхэым-ин

① Характер

· Самый подходящий характер для общественной жизни.

· Упорный, серьёзныйс богатым пониманием.

· Ленивый, упрямыйсильная жажда осуществления (исполнения), чересчур алч-ный, его часто критикуют окружающие.

② Функции органов

· Большая печень и небольшие лёгкие.

· Хорошее впитывание (переваривание) пищи, но слабое выделение.

③ Особенности внешности

· Формы лица круглые или квадратные, в больших случаях лица большие.

· Уши, глаза, рот большие, выразительные, губы и кожа толстые.

· Уверенный, весьма надёжный. достоверный.

· Область живота и спины плотные, у полных людей телосложение большое.

④ Полезная пища

· Пшеница, бобы, редис, гаопян, колокольчик, грибы, сладкий картофель, морковь, говядина, молоко, масло, сыр, треска, морские водоросли, бурые (сухие) водоросли, (ким) морские водоросли, груша, каштан, грецкие орехи, гинкго, адлэй.

· Хорошо употреблять в нормальных количествах высокобелковую пищу, овощи, и содержащую белки рыбу.

⑤ Вредная пища

· Свинина, курица, мясо собаки, козье мясо, яйца, капуста, яблоко и т.д.

· Следует избегать высококалорийную пищу, пищу мгновенного приготовления, а также очень жирную пищу.

⑥ Спорт

· Сильная физичекая сила, движения не быстрые, но присутствует выеосливость.

· Рекомендуется заниматься спортом, который требует затрат физической силы, например, ходьба или бег на длинные дистанции, плавание, езда на велосипе-де, атлетизм, культуризм, борьба, тэквон-до, дзюдо, тяжелая атлетика, и др. виды рукопашного боя.

· В спортивных играх с мячом следует занимать позиции требующие постоянного движения и играющие заключительные роли.

⑦ На что следует обратить внимание

· Есть в небольших количествах, часто ходить в бани или сауны.

· Действовать быстрее, чем мыслить, уменьшить алчность.

(3) Четыре конституциональных типа человека

① Когда ваше тело чувствует себя наиболее удобно?

· Когда хорошо выделяете большое количество мочи.

· Когда хорошо потеете.

· Когда хорошо испражняетесь.

· Когда у вас хорошее пищеварение.

② Какие из этих симптомов у вас есть?

· При частом мочеиспускании в большом количестве, ваше тело становиться лёгким.

· При волнении сердце колотиться.

· Когда вы устаете, появляется кровь из носа.

· Легко пугаетесь, от обильного потоотделения кружится голова.

③ Состояние вашего организма наиболее близко к ...?

· Иногда вас тошнит.

· Сколько бы не съели вас никогда не беспокоит несварение желудка.

· Пищеварение хорошее, но есть запоры.

· Чатое несварение желудка.

④ Какие из этих симптомов у вас есть?

· Иногда без особых симптомов исчезает сила в ногах, становиться трудно ходить.

· Частые повторы ситуаций, когда поднимается температура.

· Если выпьете воду перед сном на утро отекаете.

· Во время диареи нижняя часть живота становится холодной.

⑤ Ваши привычки питания

· Кушаете всё хорошо, но мало.

· Кушаете много, особенно любите жирную пищу.

· В обычной жизни кушаете нормально, но из-за стресса объедаетесь.

· Отказываетесь от той или другой пищи.

⑥ Пища, которую вы больше всего любите?

· Прохдадная пища, морские продукты.

· Мясо, тёплая пища.

· Овощи, рыба, холодная пища.

· Горячая, острая пища.

⑦ Любимая пища

· Гречиха, хлодная лапша, креветки, моллюски, вода, овощи.

· Мучные продукты, фасоль, говядина, молоко, угорь, корни колокольчика, морковь, морские водоросли, таро, корень лотоса.

· Ячмень, бобы, свинина, яйца, устрицы, морские продукты, креветки, рак, капуста, огурцы, салат, разливное пиво, мороженое.

· Клейкий рис, картофель, курица, мясо собаки, треска, карась морской, вьюн, шпинат, капуста, петрушка, карри.

2) Разновидностей болей

(1) Ригидность шеи, синдром “замороженного” плеча

① Определение

· Одна из разновидностей болей, которую чувствуют многие люди это ригид- ность шеи, синдром “замороженного” плеча. Боль начинается с шеи, плеч, спины, опускается вниз до ног, во многих случаях люди могут чувствовать сильную боль.

② Причины

· Сильная усталость, стресс, волнение и т.д. самым первым симптомом является несгибаемая (затвердевшая) шея, что является предвестником ригидности шеи.

· Есть также проблемы, связанные с осанкой. Современные люди используют компьютер, как предмет первой необходимости, что оказывает пагубное воздействие на осанку.

· Боль в затылке, одна из болезней у взрослых, которая является предвестником инсульта.

· Также может проявиться при неправильной осанке. Неправильная позиция за столом во время учёбы плохо влияет на шею и плечи и может привести к боли.

③ Профилактика

· Само важно, это успокоиться и расслабиться.

· Отказаться от спиртного, мясного, высококалорийной пищи, а также от переедания.

· Научиться правильно держать осанку.

(2) S-образное искривление позвоночника

① Определение

· Один из многих симптомов современных людей является сколиоз. Сколиоз, это когда позвоночник, если смотреть сзади, который должен быть ровный приоб-рёл. форму похожую на S или C, что связанно с симптомом позвоночника.

② Причины

· Неправильная осанка длительное время.

· Обработанные продукты, продукты быстрого приготовления, проживание в загрязненной окружающей среде, привычки питания.

· Продолжительный стресс, напряжение, заболевание всех внутренних органов.

· Ухудшение или улучшение функций органов по конституциональному типу.

③ Симптом

· Наличие диска шеи или диска спины, а также испытывание в области шеи и спины боль, говорит о возможности существования у человека сколиоза.

④ Профилактика

· Правильное держание осанки, своевременное лечение в случае обнаружения бо-лезни.

· По возможности питаться натуральными продуктами питания, без агрохимика-тов.

· Воздерживаться от стресса и напряжений, жить в менее загрязненной окружающей среде.

⑤ Лечение

· Иглоукалывание, прижигание, лечебная физкультура восточной медицины, методы Чхуна, фармакопунктура, акупунктура пчелины ядом, иглоукалывание с помощью игл с нитями, пронитанными лекарственным раствором, терапия высокими частотами, изготовления лекарств в соответствии с типом и т.д. в соответствии с типом и симптомами востанавливание дисбаланса внутренних органов.

· Процедура выпрямления позвоночника помогает востоновить циркуляцию крови, затвёрдевшие мышцы делает мягкими, слабые мышцы делает укреплёнными, а телу помогает приобрести симметричность.

3) Диалог (대화)

Диалог 1

А : Здравствуйте, проходите, садитесь.

Б : Здравствуйте.

А : На что жалуетесь?

Б : В последнее время я сильно устаю и я похудела на 5 кг.

А : Ещё есть какие-нибудь симптомы.

Б : По ночам я плохо сплю.

А : Когда это у вас началось?

Б : Где-то около 3 недель.

А : В последнее время симптомы ухудшились?

Б : Да.

А : Как часто вы ходите в туалет?

Б : За весь день практически не хожу, а потом ночью не могу спать. Из-за нужды вседа встаю.

А : Как часто?

Б : 2-3 раза в час.

А : Стул у вас в норме?

Б : Нет, я страдаю запорами.

А : Воду пьёте часто?

Б : Практически не пью.

А : По вашему рассказу можно сделать вывод, что вы сильно устали.

Б : Да, я работала без выходных дней несколько месяцев.

А : Я назначу вам иглоукалывание. Приходите на процедуры 3 раза в неделю.

Б : Да, хорошо, доктор.

Диалог 2

А : Здравствуйте, доктор.

Б : Добрый день. Что вас беспокоит?

А : Меня беспокоит шея и плечи.

Б : Расскажите, что вы чувствуете.

А : Я не могу наклонить и повернуть голову и мои плечевые мышцы сильно затвердели.

Б : Вы чувствуете боли только в области шеи?

А : Нет, боли отдают в спину, а иной раз в ноги.

Б : Вы работаете на ответственной работе?

А : Да, я экономист.

Б : Сколько времени вы проводите за компьютером?

А : Наверное, весь рабочий день.

Б : Вы занимаетесь спортом?

А : У меня не хватает времени на занятия спортом.

Б : Как вы питаетесь?

А : Иногда из-за работы мне приходится есть лапшу или просто пить кофе.

Б : Да… Очень плохо.

А : Доктор, что со мной.

Б : У вас ригидности шеи.

А : Что мне надо делать?

Б : Для начала, я назначу вам иглоукалывание и выпишу вам лекарство.

А : Когда будет готово лекарство?

Б : Через 2 дня.

А : Как мне принимать его?

Б : Принимайте 2 раза в день, во время приёма лекарства нельзя пить кофе, есть мучные изделия и продукты быстрого приготовления.

А : Да, я всё понял. Спасибо, доктор.

Б : Всего хорошего. До свидания.

Диалог 3

А : Здравствуйте, доктор.

Б : Здравствуйте, проходите, садитесь. Я вас слушаю.

А : Вы знаете в последнее время я испытываю очень сильную жажду и всё те-ло дрожит.

Б : Когда это началось?

А : Ну, наверное месяц назад.

Б : Ещё какие-нибудь симптомы есть?

А : Иногда беспокоят сильные головные боли и несварение желудка.

Б : Вы принимаете какие-нибудь лекарства?

А : Да. у меня высокое давление, поэтому один раз в день я принимаю таблетку от давления.

Б : Кто-нибудь из семьи болел гипертонией или сахарным диабетом?

А : Да. у моего отца сахарный диабет.

Б : Есть ли у вас на что-нибудь аллергия?

А : Нет.

Б : Как вы спите?

А : Плохо, я часто просыпаюсь из-за того, что сильно потею.

Б : В туалет ходите часто?

А : Да, часто.

Б : У вас первые признаки сахарного диабета.

А : Я знаю, что сахарный диабет можно вылечить, если правильно питаться, заниматься спортом, принимать лекарства. Это так?

Б : Да, мы вам поможем. Но сначала, необходимо узнать к какому типу вы относитесь, чтобы правильно назначить вам лечение и диету.

А : Что я должна делать?

Б : Необходимо пройти несколько тестов….. Мы установили ваш тип конституции. Вот вам список полезных и вредных продуктов, а также виды спорта, которыми вы можете заниматься. Внимательно изучите всё. и если будут вопросы задавайте.

А : Спасибо, доктор, мне всё понятно. А иглоукалывание вы мне назначите?

Б : Да, но сначала пройдите курс лечения травяными лекарствами, а потом приходите.

А : Хорошо, до свидания.

Б : До свидания.

IV.
Словарь медицинских терминов
(의료 용어 사전)

IV. Словарь медицинских терминов (의료 용어 사전)

A.

аборт ······ 낙태
абсцесс лёгкого ······ 폐 농양
абсцесс молочной железы ······ 유방농양
аденоиды ······ 아데노이드
азооспермия ······ 무정자증
акупунктура пчелиным ядом ······ 봉침
альбумин-глобулин соотношения ······ 알부민과 글로블린의 비
алкоголь спирт ······ 알코올
алкоголик ······ 알코올 중독 환자
аллергия ······ 알레르기
алкогольное отравление ······ 알코올 중독
аллергический дерматит ······ 알레르기피부염
аллергический ринит ······ 알레르기성 비염
аллопатический ······ 역증 요법의
альвеолярное выделение гноя ······ 치조 농루증
амбулаторное отделение ······ 외래병동
амниоцентез ······ 양수 검사
амусья утрата способности воспринимать музыку ······ 실(失)음악(증), 음치
анализ мочи ······ 소변 검사
анамнез ······ 병력
анатомия ······ 해부

анемия ········· 빈혈
анестезия ········· 마취, 무감각
анестезиолог ········· 마취 전문 의사
анестетик ········· 마취제
анестезиолог ········· 마취사, 마취 전문 의사
ангина ········· 협심증
анизометропия ········· (두 눈의) 굴절 부동증
анкилозирующий спондилоартрит ········· 강직성 척추염
анкилоз ········· 교착, 관절 경직
анорексия ········· 식욕부진
аноректальное кровотечение ········· 직장 출혈
антацидом ········· 제산제
антибиотик ········· 항생제
антитело ········· 항체
антиген ········· 항원
антигипертезивный ········· 항고혈압성의,
항고혈압제, 강압제
анурия ········· 무뇨증
антибиотик ········· 항생제
анус, задний проход ········· 항문
аорта ········· 대동맥
апикальная область ········· 심첨부위
аппендэктомия ········· 충수절제술, 맹장수술
аппендицит ········· 충수염
аппетит ········· 식욕, 입맛
аппроксимация ········· 대략
аритмия ········· 부정맥
атеросклероз ········· 동맥경화증
артериовенозный ········· 동맥과 정맥의, 동정맥의
артериография сонной артерии ········· 경동맥조영술
артерния ········· 동맥
артралгия ········· 관절통

артрит······························· 관절염
артродез ··························· 관절교정술
артропластика······················ 관절성형술
аскаридоз ························· 회충증
аскарида··························· 회충
асептика ··························· 무균상태, 방부법
асептическое средство ·············· 무균의, 방부제
астения ···························· 무력(증)
астма ······························ 천식
атонический дерматит················ 아토피성 피부염
атриовентрикулярный узел············ 방실결절
аутопсия, вскрытие трупа ············ 부검, 검시
ацетон······························ 아세톤
ацидоз ····························· 산증

Б.

базофил, базофильный ··············· 호염기성 세포
лейкоцит (특히 백혈구)
бактерия···························· 세균
бактерии···························· 세균
банк крови ························· 혈액은행
барабанная мембрана················· 고막
бацилла брюшного тифа··············· 장티푸스 균
бедренная артерия ·················· 대퇴동맥
безболезненные роды ················ 무통분만
безболезненная смерть··············· 안락사
безоар, инородное тело в желудке······ 위결석
безымянный палец ··················· 셋째 손가락
белые тельца ······················· 백혈구
белые угри ························· 패립종
бесплодие ·························· 불임증

беспокойство ································ 불안, 염려
бессоница ································ 불면증
бесцветные, белые губы ································ 입술의 핏기가 사라진, 입술이 새파랗게 질린
биохимический анализ крови ································ 혈액화학
биссиноз ································ 면폐증
бледный ································ 안색이 창백한
близорукость ································ 근시
болезнь ································ 병
болезнь альцгеймера ································ 알츠하이머 병, 노인성 치매
болезнь паркинсона ································ 진전마비
болезнь сердца ································ 심장병
болеутоляющее ································ 진통제
боль ································ 아픔, 통증
боль в спине ································ 등과 허리 통증
боль в ухе ································ 귀앓이
боль живота ································ 복통
больница ································ 병원
больничный журнал, книжка ································ 병상 일지
больной ································ 병든, 병적인
большой палец ································ 엄지
борода ································ 턱수염
бородавка ································ 사마귀
бречь дыхательные пути ································ 기도확보
бронхи ································ 기관지
бронхиальная астма ································ 기관지 천식
бронхит ································ 기관지염
бронхоэктаз ································ 기관지확장증
брюшная полость ································ 복강
брюшное дыхание ································ 복식호흡
брюшной тиф ································ 장티푸스

брюшной ······························ 복부 측면의
брюшнотифозное положение ············ (급성 질병 때 생기는) 쇠약(상태)
быстрое биение сердца ··················· 심박 급속증
быстрое восстановление ················· 빠른 회복

В.

вагатомия ······························ 미주신경 절단술
вазэктомия ······························ 정관수술
вакцинотерапия ························· 백신요법
варикоз ································· 정맥류증
варикозная ······························ 정맥류성 종창
вдох ···································· (숨을) 들이마시세요
вегатативное состояние ················· 식물인간 상태
вегетариянец ··························· 채식주의자
веко ···································· 눈꺼풀
вена ···································· 정맥
венный, венозный ······················· 정맥의
вентрикулография ······················· 뇌실(심실) 촬영법
верхняя губа ···························· 윗입술
вес ····································· 체중
ветряная оспа ·························· 수두
вздутие живота ························· 고창, 복부창만
взятие крови ···························· 채혈
вирус иммунодефицита человека ВИЧ ·· 인간면역결핍 바이러스
висок ··································· 관자놀이
волосы ································· 두발
влагалище ······························ 질
внематочная беременность ·············· 자궁외 임신
внутренние органы ······················ 내부장기
внутривенное ··························· 정맥의
внутримышечная инъекция ·············· 근육주사

возраст ······························ 나이
возрастная дрожь ······················ 노화에 의한 떨림
волдырь, водяной пузырь ·············· 물집 수포
волосы································ 머리카락
восковой ····························· 변성에 걸린
воспаление ··························· 염증
воспаление влагалища ·················· 질염
воспаление головного мозга············ 뇌염
воспаление желудка···················· 위염
воспаление кости ······················ 골수염
воспаление лёгких····················· 폐렴
воспаление матки······················ 자궁염
воспаление поджелудочной железы ··· 췌장염
воспаление толстой кишки ············· 대장염
воспаление языка ······················ 혀염, 설염
воспаление яичников ·················· 난소염
восстановление························ 회복
восточная медицина···················· 한방
врач, доктор·························· 의사, 박사
временное облегчение ·················· 일시적 통증제거
время кровотоечения··················· 출혈시간
врождённые дефекты ··················· 기형
врождённый порок сердца ·············· 선천성 심장질환
врспиятие····························· 자각 인식
вскрытие······························ 검시 부검
выдох ································ (숨을) 내뱉으세요
вылечивать ··························· 치료하다
выписывать, выписать ················· 처방하다
вырезать ····························· 도려내다
высокая температура··················· 고열
высокое давление······················ 고혈압
вялость ······························ 기력이 없는

Г.

газ ………………………………… 가스
газов………………………………… 가스배출관장
гастрономия ………………………… 위절개(술)
гастроскопия ………………………… 위내시경
гастроэктомия………………………… 위절제술
гастроэтерит………………………… 위장염
гематология ………………………… 혈액학
гематурия …………………………… 혈뇨
гемо-диализ…………………………… 혈액투석
гемоглобин …………………………… 헤모글로빈
геморрагические лихорадки ………… 출혈열
геморроидэктомия …………………… 치핵 절제술
геморрой ……………………………… 치질, 치핵
гемостаз ……………………………… 지혈
гемофилия, несвёртываемость крови ‥ 혈우병
гениталии …………………………… 성기
гепатит……………………………… 간염
герпес………………………………… 포진
гингивит……………………………… 치은염
гимиплегия, односторонний паралич ‥ 반신마비
гинекологические заболевания……… 부인병
гинекология ………………………… 부인과의학
гипертония…………………………… 고혈압
гиперацидность …………………… 위산과다
гиперактивный, слишком активный… 지나치게 활동적인
гипербарический, дыхание при повышенном давлении ……… (마취제) 고비중
гиперкапния, повышенное содержание диоксида углерода в крови ………… 탄산과잉증 (혈액 중 탄산가스가 과다한 것)

гиперемия, полнокровие ·················· 충혈
гиперестезия, повышенная·············· 촉각 과민증
чувствительность краздражителям
гиперфункция,······························ 기능항진
усиленная деятельность
гиперкликемия ····························· 고혈당
гипергидроз, потливость ················ 다한증, 발한 과다증
гиперпаратиреоз ·························· 부갑상선 기능항진증
гиперсекреция ···························· 과다분비
гипертоническая болезнь ················ 고혈압성 심혈관질환
сердечно-сосудистой системы
гипертермия ······························· 고체온
гипервентиляция (лёгких)················ 과호흡
гипогликемия······························ 저혈당
гипоксия ·································· 무산소증
гипотермия································ 저체온
гипотиреоз ································ 갑상선 기능저하증
гипотомия, низкое давление··············· 저혈압
гипс ·· 깁스(붕대)
гистерэктомия ····························· 자궁 절제술
глаз, глаза ································· 눈
глазная усталость ·························· 눈의 피로
глазное яблоко······························ 안구
глазной нерв ······························· 시신경
глазные капли ····························· 안약
глистогонное средство····················· 촌충 구제약
глицериновая клизма······················ 글리세린 관장
глотка ····································· 목구멍, 인후, 후두
глутаминово-щавелевоуксусная ········· 글루타민 옥살초산
трансаминаза 전이효소
глюкоза ···································· 포도당
глюкоза крови натощак··················· 공복시 혈당

гниющий ········· 악취가 나는
гной ········· 고름의
головная боль ········· 두통
головокружение ········· 어지럼증, 현기증
голос, вокал ········· 성대
гортань ········· 후두
госпитализация ········· 입원
государственная больница ········· 국립병원
грелка ········· 온요법
грудь ········· 가슴, 흉부
грудная боль ········· 가슴고통
грудные мышцы ········· 흉근
группа крови ········· 혈액형
грыжа ········· 탈장
грыжа живота ········· 복부탈장
губа, губы ········· 입술
губор ········· 혹
гусиная кожа ········· 닭살

Д.

двенадцатиперстная кишка ········· 십이지장
двойное веко ········· 쌍꺼풀
д-глюгоза ········· 포도당 수용액
девственная плева ········· 처녀막
дегенеративный ········· 퇴행성의
делать осмотр ········· 회진하다
делать отрыжку ········· 트림하다
держать вены открытыми ········· 정맥 개방상태 유지
дерма ········· 진피
дерматоз ········· 피부병
десна ········· 잇몸, 치은

детская комната ························ 탁아소
диабед ································ 당뇨병
диабетик ······························ 당뇨병 환자
диабетическая ретинопатия ············ 당뇨병성 망막증
диагноз ································ 진단
диапезед ······························ (생리) 누출(성 출혈)
диафиз ································ 골간
диета ·································· 식이요법
диатезный ······························ 특이체질
диафанография ························ 투과 검사(법)
диафрагма ······························ 횡경막
диафрагмальное дыхание ··············· 횡경막 호흡
диетическое лечение ··················· 식이치료
дилатация ······························ 임신중절술(소파술)
диплопия ······························ 복시증
дизартрия ······························ 구음 장애
дизбаризм ······························ 감압증
дизентерия ····························· 이질
дизметрия, нарушение координации ·· 운동 거리 측정 장애
дизурия ································ 배뇨곤란
дисгенезия ····························· 발육 부전
дискинезия, ··························· 운동장애
двигательное расстройство
дислексия ······························ 난독증
дисменорея ····························· 월경통
дисмнезия, расстройство памяти ······ 기억 장애
диспепсия, несварение ················· 소화 불량(증)
дистокия, патология родов ············ 이상분만
дистрофия ····························· 영양실조
дисфория, быть раздражённым ········· 정신불안
дисфункция ····························· 기능장애
диурез ································· 이뇨

дифтерия ································· 파상풍
до еды·· 식전
дрожание, дрожь ························ 떨림
доза··· 1회 분량, 복용량
дозировка ··································· 투약, 조제
донор··· 기증자
дооперационный уход··················· 수술 전 관리
дородовой····································· 분만 전의
дородовый уход ··························· 산전 관리
душевнобольной ·························· 치매에 걸린
дыра в центре желудочков сердца······ 심실(심방) 중격 결손
дыхание ······································ 호흡
дыхательная система ····················· 호흡기
дыхательные пути························· 기도
дыхательный стеноз ······················ 기도협착

Ж.

жгут ·· 압박대
жгучая, сильная боль ···················· 찌르는 듯한 아픔,
심한 아픔
железы··· 분비기관
желтуха·· 황달
желудок ······································· 위
желудочная боль ··························· 위통
желудочек···································· 소화기관
желудочный сок ··························· 위액
желчный······································ 황달에 걸린
желчный пузырь··························· 담낭 쓸개
женщина ····································· 여성
живот ··· 배, 복부
жидкость ····································· 수액

жировая ткань ······························ 지방조직

З.

заболеваемость ························· 병적 상태
заживление ран ························· 부상치료
заика ······································· 말더듬이
заикаться ································· 말을 더듬다
запах ······································· 향기, 냄새
запах гниения ·························· 썩은 냄새, 악취
запор ······································· 변비
запрещать ································ 금지하다
запястье ·································· 손목
зараза, заразные болезни ············· 발효, 발효병
застой крови в сердце ················· 울혈성 심부전증
затылок ··································· 목덜미
звон в ушах ····························· 이명, 귀울음
звуковое давление ····················· 음압
зрачок ····································· 동공
зуб, ы ····································· 치
зубная боль ····························· 치통
зубная нить ····························· 치실
зубная щётка ··························· 칫솔
зубной мост ····························· 치경, 잇몸
зубной налёт ···························· 치구, 치태

И.

игла ·· 바늘, 주사
игла для сшивания ····················· 봉합바늘
иглоукалывание ························ 침술
идиосикразия, болезненная реакция ··· 특이체질
избыточный жир, жир ·················· 지방과다(증)의

икота ········· 딸꾹질
икры на ноге ········· 종아리
иммунитет ········· 면역
иммунная леакция ········· 면역반응
имплантант ········· 이식
импотенция ········· 임포텐츠
импульс ········· 흥분
инсульт ········· 뇌졸중, 뇌출혈, 중풍
интенсивность обмена веществ ········· 신진대사율
инфекция мочевыводящих путей ········· 요로 감염증
инфекцонные болезни ········· 전염병
инфекционный гепатит ········· 전염성(유행성) 간염
инъекция ········· 주사
искусственная почка ········· 인공신장
искусственное дыхание ········· 인공호흡
искусственный аборт ········· 인공유산
исследование мочи ········· (진단을 위한) 요검사
история и физичексое обследование ········· 병력과 증상진찰
исчисление ········· 결석, 치석
ишемический инсульт ········· 뇌경색증

К.

каждый день ········· 매일
каловый, фектальный ········· 숙변
камни желчного пузыря ········· 담석
капилляры ········· 모세혈관
капсула ········· 캡슐
кардиолгия ········· 심장통
кардиологическое отделение ········· 심장내과
катаракта ········· 백내장

кашель ······························· 기침 감기
кератит ······························· 각막염
кесарево сечение ······························· 제왕절개
кислород ······························· 산소
кислотосктойкая бацилла ······························· 항산성 세균
кишечная непроходимость ······························· 장폐색
кишечник ······························· 변/장
кишечные газы ······························· 방귀, 위창자가스
клетка ······························· 세포
клеточно-опосредованый иммунитет ·· 세포 (매개)성 면역
клиника по ожирению ······························· 비만 클리닉
клиническая смерть ······························· 임상사(임상적 관찰로 판단한 죽음)
клинический анализ крови ······························· 적혈구계산(치)
ключица ······························· 쇄골
конституция человека с преобладанием "Инь" ······························· 태음인
костный трансплантат ······························· 골이식술
костный мозг ······························· 골수
кость ······························· 뼈
кровенное давление ······························· 혈압
кровообращение ······························· 혈액순환
кожа ······························· 피부
кожный тест ······························· 피부실험
коклюш ······························· 백일해
колено ······························· 무릎
коленные суставы ······························· 무릎관절
колонизация ······························· 균집락
колэктомия ······························· 결장 절제(술)
комната ожидания ······························· 대기실
комплекс ······························· 합병증
компьютерная томография ······························· 컴퓨터 단층촬영

комната новорождённого ················ 신생아실
конституциональная медицина ········· 체질의학
коньюктивит ······························ 결막염
координация мышц ························ 근육작용
коронарная артерия ······················ 관상동맥
кора, кора головного мозга ·············· 대뇌 피질
косоглазия ······························· 사시
крапивница ······························ 두드러기
кривая ·································· 삐뚤어진
кровотечение ···························· 출혈
кровохарканье ··························· 객혈
кровь из носа ··························· 코피
кружиться ······························· 어지럽다
курильщик ······························· 흡연자

Л.

лаборатория ····························· 검사실
лампэктомия, удаление ·················· 유방종양 절제술
опухоли молочной железы
ларингит ································ 후두염
ларинготомия ···························· 후두절개
левый верхний квадрат ··················· 좌측상부 4분의 1
левый желудочек ························· 좌심실
левый нижний квадрат ··················· 좌측하부 4분의1
легко уставать ·························· 쉽게 피로
лёгкое ··································· 폐
лежать ··································· 눕다
лейкоциты ······························· 백혈구
лекарственное сырьё ····················· 생약
лекарство ······························· 약
лекарство для диеты ····················· 살 빼는 약

лекарство от кашля ······················ 기침약
летальная доза ························· 치사량
летаргический сон ······················ 혼수
летаргия ······························· 혼수상태, 무기력
лечение голодание ······················ 단식요법
лечение, терапия ······················· 치료
линза, линзы ··························· 수정체
лимфадеэнтония ························· 임파선 절제술
лимфоузлы ······························ 임파절
лихорадка ······························ 발열
лицо ··································· 얼굴
лишай, парша, накожное заболевание·· 백선, 기계층
лоб ···································· 이마(앞머리)
лодыжка ································ 발목
локоть ································· 팔꿈치
ломать ································· 깨지다, 망치다
лучевая артерия ························ 요골동맥
лучевая терапия ························ 방사선 치료
любой другой симптом ··················· 다른 동반 증상
люмбаго, боль в спине ·················· 허리통증

M.

магнитно-резонансная томаграфия ···· 자기 공명 단층 촬영 장치
мазь ··································· 연고
макрография ···························· 육안 검사, 이상 대서증 (정신 이상 때문)
макроцитоз ····························· 대(적혈)구증
макроциты, клетки очень больших размеров ··· 대적혈구 (빈혈증으로 인해 발생)
макула, пятнышко ······················· 반점
малодушный ····························· 혈색이 나쁜, 창백한

массаж сердца ································ 심장마사지
мастоидит ································ 유양돌기염, 유돌염
матка ································ 자궁
машина скорой помощи ································ 구급차
мегаломаник, ································ 과대망상 환자
пациент с манией величия
мегаломания, мания величия ································ 과대망상증
медицинская история, ································ 병력 기록사
история больного
медицинская страховка ································ 의료보험
медицинский технолог ································ 의료기사
медсестра ································ 간호사
медулла, мозговой слой ································ 수질
мелена, дёктеобразный стул ································ 흑색변, 혈변
менархе, первая менструация ································ 초경
менингит ································ 수막염(뇌수막염)
менструация ································ 월경
место для вакцины ································ 접종침
метеоризм, пучение живота ································ 헛배부름
метод лечения центрального паралича ·· 뇌성마비 치료부
мешок, капсула ································ 낭, 액낭, 주머니
миастения, мышечная слабость ································ 근무력증
мигрень ································ 편두통
миелинизированный ································ 골수가 있는
миелит ································ 척수염, 골수염
миелопатия ································ 척수병, 척수장애
мизинец ································ 다섯째 손가락
микроцит ································ 미소 세포, 소적혈구
минеральное слабительное ································ 청결관장
миокарда ································ 심근
миома матки ································ 자궁섬유종
митохондрия ································ 미토콘드리아

митральный стеноз ························ 승모판 협착증
младенц ··································· 유아
могилалия, расстройство речи ·········· 언어장애, 발음 곤란증
мозг ······································· 뇌
мокаса (полынная сигарета)–терапия·· 뜸
мокрота ··································· 담, 가래
молодой··································· 젊음, 청춘
морщина ································· 주름
морщины в обллchallenge области глаз ··············· 눈초리 주름
моча·· 오줌, 소변
мочевой камень ························· 요(결)석
мочевой орган ·························· 비뇨기
мочевой пузырь ························· 방광
мочевая система························· 비뇨기계
мочевыводящие пути ···················· 요로
мочеиспускание·························· 배뇨, 소변보기
мочекаменная болезнь·················· 요로결석증
мочеполовой ····························· 비뇨생식기 계통
мочиться·································· 오줌 누다
мочка уха ································ 귓불
мошонка ·································· 음낭
мужчина ·································· 남성
мышечная система······················· 근골격계
мышца, ы ································ 근육
мышцы таза ······························ 골반 근육
мягкое нёбо ····························· 볼

Н.

наркомания······························· 마취, 마취제 중독
наркотическое лекарство··············· 마취약, 최면약
нарушение мышления ··················· 정신장애
наследственный ························· 유전적인

невралгия ································· 신경통
невроз···································· 신경증, 노이로제
неврологическое отделение ············· 신경검사
невропат··································· 신경병 환자
невропатия································ 신경장애
негативный, отрицательный ············ 음성의
недержание ································ 실금(대소변의)
недержание мочи··························· 요실금
недомогание································ 질병
недоношенный ребёнок···················· 미숙아
неизлечимый ································ 불치의 환자
нейрохирург ································ 정신외과의사,
신경외과의사
нейрохирургия ······························ 신경외과
некробациллез,····························· 괴저 간균증
инфекционное заболевание
некрофил, страсть к трупам············· 시체 애호자, 시간자
некрофилия, половое извращение ······ 시간, 시체 성애
некрофобия ································· 시체공포증
нельзя есть, голодание ·················· 금식
немецкая корь, краснуха·················· 풍진
ненасытный аппетит························ 왕성한 식욕
ненормальный ······························ 성격파탄자
необлучённый······························ 방사능을 받지 않은
неонатальный ······························ 신생아의
неотложная операция······················ 급성 수술
неотложная помощь ······················· 응급실
нервная анорексия ························ 신경성 식욕불량
нервная система ·························· 신경계
нервное расстройство ···················· 신경쇠약
нервное заболевание······················ 신경병
нервозность································ 신경질

нервы ······ 신경
нерожавшая ······ 미산부
несварение ······ 소화불량
неспособный обучиться чтению ······ 독서 장애의, 독서 장애자
несчастный случай с летальным исходом, летальный исход ······ (병 등의) 치사성, 불치
нефрит ······ 콩팥염, 신장염
нефролитиаза ······ 콩팥돌증, 신(결)석증
нефрэктомия ······ 신절제술
нижнее бельё ······ 속옷
никталопия ······ 야맹증
никтофобия ······ 어둠 공포증
инсульт ······ 중풍
нога, ноги ······ 다리
ноготь ······ 손톱
ноздря ······ 콧구멍
нормальное кровеносное давление ······ 정상 혈압
нормальная температура ······ 정상 체온
нормоцит ······ 정상 적혈구
нос ······ 코
носовые ······ 비음
ночная полиурия ······ 야간다뇨, 야간빈뇨, 야뇨증
ночной кошмар ······ 악몽
ночной пот ······ 식은땀

O.

обезвоживание ······ 탈수
облысение ······ 탈모(증)
обморок ······ 졸도, 기절
обозревать, наблюдать ······ (인체 등을) 주사하다, 주사

образцы ································ 검사물, 표본
обрезание крайней плоти ················ 포경수술, 음경꺼풀절제술
общая слабость ························· 전신허약
общественное здравохранение ············ 공중위생
объем, количество мочи ················· 소변량
объём лёгких ··························· 폐활량
овариэктомия ··························· 난소절제(술)
овуляция ······························· 배란
односторонний··························· 일측성
одышка ································· 호흡곤란(장애)
ожирение································ 비만
ожирение и избыточный вес ·············· 비만과 과체중
ожог ··································· 화상
озноб ·································· 한기, 오한
окулист ································ 안과의사
олигоспермия ··························· 정자부족(증)
олигурия ······························· 소변감소증, 핍뇨
онемия, окоченение······················ 무감각, 저림(감)
онкологическое отделение ··············· 종양내과
операционная ··························· 수술실
операция на яичниках ··················· 난소절제술
опиоид ································· 오피오이드
(합성진통 마취제)
оплодотворение·························· 수정
опухоль головного мозга ················ 뇌종양
опухоль почки ·························· 신장종양
опухшая лодыжка ························ 부은 발목
орбитальная часть······················· 안면부
орган ·································· 장기
органы “Инь” (плотные) и················ 장부
орданы “Ян” (полые)
организм человека ······················ 인체

ортопедическая хирургия ················ 정형외과
ортопедическое лечение················· 정형(외과) 수술
ортопедия································· (특히 아동의) 골격의
정형, 정형외과, 정형술
ортопед ································· 정형외과 의사
ортопраксия······························ 기형교정
ортоптический···························· 시각(사시) 교정의
ортоптика································ 사시 교정학
ортопедический аппарат ················ 정형술
орхит ···································· 고환염
основной обмен ·························· 기초대사율
основные медицинские науки·········· 기초의학
особый уход······························ 집중 치료
остаточная моча·························· 잔뇨
остаточный азот мочевины ·············· (혈액중) 요소질소
остеопороз······························· 뼈감소증, 골다공증
острая боль в животе···················· 급성 복통증
острая сердечная недостаточность ···· 급성 심부전
острое воспаление лёгких··············· 급성폐렴
острый инфаркт миокар да ·············· 급성심근경색
отделение гериатрии, ···················· 노인과
отделение лечащее людей
пожилого и старческого возраста
отделение кардиореанимации·········· 관할집중 치료실
отдых ···································· 휴식
отёки····································· 부풀어 오름
отит ······································ 중이염
откашливать ····························· 기침
открытые глаза ·························· 눈뜨기
отпуска по болезни ······················ 병가
отпускать препараты по рецепту ······· (약을) 조제하다,
투여하다

отравление………………………………… 중독
отротерапия ………………………………… 자세교정치료
отрыжка ……………………………………… 트림
офтальмология…………………………… 안과

П.

палантин тонзиллит,………………………… 편도선염
воспаление миндалин
палата для пациента ……………………… 병동환자
палец………………………………………… 손가락
палец на ноге……………………………… 발가락
парадоксальный пульс …………………… 기맥
парадонтоз………………………………… 치주 질환
паразит ……………………………………… 기생충
паралич……………………………………… 마비
паралич сердца…………………………… 심장마비
параплегия………………………………… 양측하지마비
парестезия ………………………………… 지적(감각) 이상(증), 둔감각(증)
пароксизмальная ночная одышка……… 발작성 야행성 호흡곤란
паротит ……………………………………… 이하선염
патологические записи…………………… 치료기록, 병적인 기록
патология …………………………………… 병리, 건강이상
пациент……………………………………… 환자
педиатрическое отделение ……………… 소아과
пенис………………………………………… 귀두
пенициллин………………………………… 페니실린
первая помощь…………………………… 응급처치
передача…………………………………… 전달, 매개
передняя камера глаза…………………… 전방
перекамлевание…………………………… 과영양
перелом……………………………………… 골절

переносица ································ 양미간
периодическоое искусственное ········ 간헐적 양압호흡
дыхание под давлением
переедание ································ 과식
перенос инфекций ························ 병원체 전염
пересадка почки·························· 신장이식
переходный ································ 일과성
периодичность···························· (발작 등의) 주기성
периостит·································· 골막염
перитонит, воспаление брюшины ······ 복막염
периферический нерв ···················· 말초신경
пигментные пятна на лице ·············· 기미
пигментация, ненормальная окраска ·· 색채환각
пиелит······································ 신우염
пиелонефрит ······························ 신우신염
пилюля······································ 알약
пиопоэз, нагноение ······················ 화농
пиурия······································ 농뇨(증)
питание, пища ···························· 영양물 섭취, 영양물
пищеварение ······························ 소화
пищеварительная система ·············· 소화계
пищеварительный сок ·················· 소화액
пищевое отравление······················ 식중독
пищевые привычки························ 음식습관
плазма крови······························ 혈장
пластическая хирургия ·················· 성형외과
плеврит···································· 늑막염
плечо ······································ 어깨
плод·· 태아
плоскостопие ······························ 편평발, 편평족
пневмэктомия······························ 폐 절제술
побочные эффекты ························ 부작용

поверхность ································ 전면
повреждения мочевого пузыря ·········· 방광/신장의 손상
или почек
повышенная жажда ························ (당뇨병 등에 병발하는)
조갈증
повышенная кислотность················ 위산 과다증
повязка, бинт ······························ 촌충
поглощение·································· 흡수
подбородок, ка ····························· 턱
поджелудочная железа ··················· 췌장
подкожный ································· 피하(주사)
подмышка(ки)······························ 겨드랑이
подошва стопы····························· 발바닥
подтяжка лица ····························· 미용수술
позвоночник································ 등뼈, 척추
позитивный, положительный HIV ······ 양성의
позыв на рвоту ···························· 구역질
покровная система ························ 피부계
полиурия ··································· 다뇨증
полное голодание ························· 절대 금식
полные губы································ 두툼한 입술
половые органы ··························· 음부
положение Фаурера, ······················ 반좌위
полусидячее положение
полось рта··································· 구강
получатель·································· 수혈자
получить травму, ························· 외상을 입히다,
повреждение, травмировать (마음에) 충격을 주다
помощник медсестры······················ 간호조무사
понос··· 설사
попа ··· 허리, 엉덩이
послеоперационный уход ················ 수술 후 조리

послеродовый уход ······················· 산후조리-모유수유
посмертная экспертиза ··················· 부검
пост, лечебное голодание, натощак ···· 단식, 금식
постельный режим ABR ·················· 절대안정
потеря зрения ···························· 실명
потница ··································· 땀띠
потовые железы ·························· 땀샘
потогонное ································ 발한 효과가 있는, 발한제
поток сознания ··························· 의식의 흐름
потоотделение ···························· 발한, 발한 요법
потребление ······························ 흡입구
почечные камни ·························· 콩팥결석, 신장결석
почка ····································· 콩팥, 신장
превропневмония ························ 늑막염
предварительная регистрация ·········· 사전등록
предватительная запись ················ 예약
предменструальная ······················ 월경 전의 긴장 증상
предменструальный синдром ·········· 월경 전 증후군
предсердечно-желудочковый ··········· 심방심실사이
прекратить, прервать, отменить ······· 중단, 중지
преобразования ·························· 변모, 개조
пресбиопия ······························· 노안, 노시안
прилив крови ····························· (폐경기의) 일과성(전신) 열감
приступ, припадок ······················· 발작
провалы в памяти ······················· 기억력 착오
проверка зрения ························· 시력검사
проверка слуха ·························· 청력검사
правое предсердие ······················· 우심방
правый верхний квадрант ·············· 우측하부 4분의 1
правый желудочек ······················· 우심실
правый нижний квадрант ··············· 우측상부 4분의 1

прививаемость ······························ (조직의) 이식 가능성
прививка, вакцинация ······················ 백신(예방) 접종
промежности ································ 회음부위
промывание мочевого пузыря ··········· 방광세척
прорезывание зубов························ 이가 나는 시기
простата ····································· 전립선
простетическая ступня ···················· 의족, 인공발
простуда······································ 감기
против старения ···························· 노화방지
противозачаточное средство ············ 피임약
процедура оформления выписки········ 퇴원절차
прстрация ··································· 쇠약
прямая кишка ······························ 직장
псилоз, выпадение волос ················· 탈모
психическое состояние···················· 정신상태
психотерапия······························· 정신치료법
психастения ································ 정신 쇠약
психиатр ···································· 정신병 의사
психическое здоровье ····················· 정신건강
психоделия, мир наркоманов ············ 환각적인 세계, 황홀경
психонервоз ································ 정신신경증
психонервотический······················· 정신신경증환자
психохирургия ····························· 정신외과
пульмонологическое отделение········ 호흡기내과
пятка ·· 뒤꿈치
пятно·· 점
пять плотных и шесть ···················· 오장육부
полостных органов

P.

работа кишечника························ 장 운동
радиология································· 방사선과

рак ………………………………… 암
рак аппендикса ……………………… 충수암
рак груди …………………………… 유방암
рак желудка ………………………… 위암
рак лёгких …………………………… 폐암
рак матки …………………………… 자궁암
раковое новообразование ………… 세포암
рак печени…………………………… 간암
рак пищевода ……………………… 식도암
рак полости рта…………………… 구강암
рак шейки матки ………………… 자궁경부암
рак щитовидной железы………… 갑상선암
рак яичников……………………… 난소암
расписание операций …………… 수술일정
расстройство речи ……………… 언어장애
растягивать, разминать ………… 펴다, 삔다
растяжение ………………………… 삐다, 염좌
рвать, тошнить …………………… 구토물, 구토하다
рвота………………………………… 구토
рвота кровью……………………… 토혈
рвотные массы …………………… 구토, 구토물
реакция организма……………… 운동반응
реанимация………………………… 중환자실
ребро ……………………………… 갈비뼈
ревматизм ………………………… 류머티스
ревматическая лихорадка ……… 류머티즘열
ревматоидныйартрит…………… 류머티스성 관절염
регулярное лечение……………… 정기적인 치료
резекция поджелудочной железы …… 췌장절제술, 이자절제술
резекция сердца ………………… 심장 절제술
рентгеновский снимок (рентген) …… 렌트겐 사진(렌트겐의)
ресница, ы ………………………… 속눈썹

рецепт лекарств ······························ 처방약
ригидность шеи ······························ 항강통
ритидопластика ······························ 주름(살)절제술, 얼굴성형술
ринит ······························ 축농증, 비염
ринорея ······························ 콧물, 비루
родильная комната ······························ 분만실
родильный этаж ······························ 산과병동
роды ······························ 분만
рот ······························ 입
рубец, шрам ······························ 반흔, 아문 상처
рукоятка грудины ······························ 흉골병

С.

сальпингэктомия ······························ 난관적출술
сахар в крови ······························ 혈당
сахар крови натощак ······························ 공복시 혈당
сахарный диабет ······························ 당뇨병
связка ······························ 인대
сделать отрыжку ······························ 트림을 하다
себорейный детматит ······························ 지루성 피부염
седативный ······························ 진정제
селезёнка ······························ 비장
семейная история ······························ 가족사
семейный врач ······························ 가정의(醫)
семявыносящий проток ······························ 수정관, 정관
сенсорная депривация ······························ 지각상실, 감각상실증
сердечный приступ ······························ 심장발작
сенсорная система ······························ 감각계
сердце ······························ 심장
сердцебиение ······························ 심장박동

сердечный приступ ······ 심장 마비, 심박정지
сердечный цикл ······ 심장주기
сердечный невроз ······ 심장 신경증
сердечно-лёгочное жизнеобеспечение 심폐소생법
сердечно-лёгочная реанимация ······ 심폐소생술
сердечно-сосудистая система ······ 심혈관계
сердцебиение ······ 두근거림, 심계항진
серийное разведение ······ 연속 희석
серозная жидкость ······ 장액
серозная мембрана ······ 장막
серологический тест на сифилис ······ 매독혈청시험(검사)
серонегативная реакция ······ 혈청 반응 음성
(매독 반응 음성)
слюноотделение, ······ 혈청 반응 양성
серопизицивная реакция (매독 반응 양성)
серотерапия, сывороточное ······ 혈청 요업
серотип ······ 혈청형
серповидно-клеточная анемия ······ 겸상 적혈구 빈혈증
серповидно-клеточная аномалия ······ 겸상 적혈구 체질
сетчатка ······ 망막
сила мышц ······ 근력
сильный запор ······ 심한 변비
симптом ······ 증상
синдром “замороженного” плеча ······ 오십견
синтетическая кровь ······ 합성혈액
синтетический, искусственный ······ 합성의, 인조의
синхронизация ······ 동기(동기현상)
сифилис ······ 매독
синяк ······ 타박상
сипражняться ······ 대변을 보다
скальпель ······ 랜싯, 피침
скелет ······ 골격, 뼈

скула, скулы ······························ 광대뼈
слабый ······································ 허약
следить ···································· 지켜보다
слёзы ·· 눈물
слепая кишка ······························ 맹장
слепота ···································· 시각상실, 실명
слизистая оболочка дыхательных путей ······················ 기도점막
слуховой аппарат ·························· 보청기
слюна ······································ 타액, 침
соль ··· 염분
сонливость, дремота ······················ 졸음
сонная артерия ···························· 경동맥
сосок ·· 젖꼭지, 유두
сосудодвигательная реакция ·············· 혈관운동
сопли ·· 콧물
спазм сосудов ······························ 혈관 경련
спать ·· 잠
сперма ······································ 정자
специалист по электротерапии ············ 전기 요법 의사
спид ·· 후천면역결핍증후군, 에이즈
спина ·· 등
спинномозговая жидкость ················· 뇌척수액
спортивная программа ····················· 운동 프로그램
средний палец ····························· 셋째 손가락
срочность, экстренность, неотложность ······················ 위급, 긴급
ссадина ···································· 찰과상
стетоскоп ·································· 청진기
стоматит ··································· 구내염
стопа ·· 발

стремя ································ 등골
стресс································ 스트레스
стул ································ 변소
стул, дефекация ································ 배변
ступор ································ 무감각, 혼수, 인사불성
судороги ································ 경련
судороги ног ································ 다리경련
сужение кровеносных сосудов················ 혈관 수축
сумма································ 양
сустав пальца ································ 손가락 관절
сухой ································ 여윈
сыворотка крови ································ 혈청
сыпь ································ 발진

Т.

таблетка································ 정제, 알약
таз ································ 골반
тазобедренный сустав································ 고관절
таранная кость································ 복사뼈
тафофобия································ 생매장 공포증
тело ································ 신체
температура тела································ 체온
теплоотдача ································ 체온발산
терапевт································ 치료전문가
терапевтическое отделение ················ 치료병동
терапия, лечение ································ 치료
термотерапия ································ 온열치료, 찜질
терпимо ································ 내성이 있는
терпимость ································ 내성, 항독성
терять равновесие································ 균형을 잃다
тест на беременность ································ 임신검사

“Ти” и крови ······ 기혈
тилэктомия ······ 국소부 절제술
тимпанит ······ 중이염
толсая кишка ······ 대장
тонизирующее, укрепляющее средство ······ 강장제
тонкая кишка ······ 소장
тонометр ······ 혈압계, 안압계
тонометрия ······ 안압검사, 안압측정(법)
тошнить ······ 역겹다, 메스껍다
трава ······ 약초
травяное средство ······ 한약
трансплантант кожи ······ 피부이식
трансплантант костного мозга ······ 골수이식
трансплантация, пересадка ······ (기관, 조직 등을) 이식하다
трансплант ······ 이식 기관(조직)
трансплантация, пересадка органа ······ 이식(수술)
травма, повреждение ······ 외상성 장애, 정신적 외상(충격)
травматический ······ 외상 치료의
травматизм ······ 외상, 외상성 상해
травматолог ······ 외상학
травяное средство ······ 한약
трахея ······ 기관
тревожное состояние, напряжение ······ 불안 긴장 상태
трихиаз ······ 눈썹 난생증, 모뇨증
трихомонадный вагинит ······ 편모충질염
трихинеллез, инфекционное заболевание у женщин ······ 선모충병(증)
трость ······ 지팡이

туберкулёз ························ 결핵병
тугоухость, понижение слуха ·········· 귀머거리
туберкулёз лёгких ························ 폐결핵

У.

увеличение веса ························ 체중 증가
увеличение лимфатических узлов······ 임파선 이상 비대
углевод ························ 탄수화물
угри ························ 여드름
удар, инсульт ························ 뇌졸중, 뇌혈관 손상
удаление кости ························ 골 절제술
удаление миндалин························ 편도절제(술)
удаление щитовидной железы ·········· 갑상샘 절제술
удаление яичников ························ 난소 절제술
узелок, нарост ························ 작은 혹
указательный палец ························ 검지
укачивание в самолёте························ 멀미
укол, инъекция ························ 주사
ультразвук························ 초음파 검사
ультразвуковая эхогррафия············· 초음파 검사(법)
ультразвуковые изображения ·········· 초음파 화상 진단
умалишённый························ 치매에 걸린
уменьшение веса························ 체중 감소
умственная отсталость························ 정신지체
уремия························ 요독증
уретерит ························ 요관염
уретеролитотомия ························ 요관돌 제거술
уретеротомия ························ 요관 절개(술)
уролог ························ 비뇨기과 전문의사
урология ························ 비뇨기과
ускоренная эякуляция ························ 조루

устав ································· 정관
Усталость ····························· 피로감
усы ··································· 콧수염
ухудшение ···························· 악화
ухо, уши ······························ 귀
ухо, нос, горло, (ЛОР) ················ 이비인후(과)
ушиб, рана, повреждение ··············· 상해, 손상
ушная боль ···························· 귀 통증, 귀 아픔
ушное отверстие ······················· 귓구멍

Ф.

фаллос, половой бугорок phallus ········ 음경
фармакопунктура ······················· 약침
фибрилляция желудочков ················ 심실 세동
физиологический раствор ················ 식염수
физиологический солевой раствор ······· 생리식염수
физический конституций ················ 체질
физический осмотр ···················· 신체검진
физическое напряжение ················ 육체적 긴장
флебография, ························· 정맥 조영(촬영)법
рентгенологическое исследование вен
фонокардиограмма ····················· 심음도
форма полумесяца ····················· 초승달 모양의
фотофобия, светобоязнь ················ 광선공포(증)
функциональное маточное ·············· 기능성 자궁출혈
кровотечение
фурункул ····························· 종기, 부스럼
фурункулёз ··························· 절종증

Х.

хейлопластика, пластическая операция на губе ········· 입술성형수술
хирургическая игла ········· 외과용 봉합 바늘
хирург в области пластических операций ········· 성형외과 의사
хирургическая инфекция ········· 외과 감염
хирургическое лечение ········· 외과치료
холецистит, воспаление желчного пузыря ········· 담낭염
холелитиаз, желчекаменная болезнь ········· 쓸개돌증, 담석증
холестерин ········· 콜레스테롤
холизм ········· 전체관적 치료
хрип ········· (천식 등으로) 숨을 헐떡이는 소리
хриплый ········· 목쉰, 쉰 목소리의
хроматин ········· 염색질, 크로마틴
хроматопсия, цветоразличение ········· 착색시증
хронический ········· 만성
хроническая обструктивная болезнь лёгких ········· 만성폐쇄성질환
хрящ ········· 연골
худший ········· 가장 나쁜
x-ray доклад ········· X선 보고(서)
x-ray лечение ········· X선 치료
x-ray терапия ········· X선 요법

Ц.

царапина ········· 긁다, 할퀴다
цветочная пыльца ········· 꽃가루
целесообразный режим питания ········· 적절한 식이 요법

центральное венозное давление ········ 중심정맥압
центральное мышление ················ (뇌의) 사고중추
церебральный паралич ················ 뇌성마미
цефалгия, головная боль ·············· 두통
циркуляция ························· 순환
цирроз печени ······················ 간경변증
цистит, воспаление мочевого ··········· 방광염
пузыря
цистотомия ························· 방광 절개술, 담낭 절개술
цитопатология ······················ 세포 병리학
цитопение ·························· 혈구 감소증
цитотехнология ····················· 세포 검사술
цитотоксин ························· 세포독소

Ч.

частица, кровяная клетка ·············· 소체, 혈구
частота пульса ······················ 맥박률
человек конституции с ················ 소양인
уменьшенной силой “Ян”
челюстная кость ····················· 턱뼈, 아래턱뼈
челюсть ···························· 턱
череп ······························ 두개골
черепно-мозговой нерв ················ 뇌신경
четыре конституциональныйтип ········ 사상체질
человека
чихать ····························· 재채기하다
чрезвычайная ······················· 응급실
чувствительность ···················· 감각
чувствительныйнерв ·················· 지각신경

Ш.

шизоидный ································ 정신 분열증세의, 정신분열증질의 사람
шизофреник ································ 정신 분열증 환자
шизофрения ································ 정신 분열증
шейныйвенозный пульс ························ 경정맥파(경정맥압)
шея ·· 목
шизотимия ································ 분열기질
шина ·· 부목, 덧대
шприц ······································ 세척기, 주사기
шов раны ·································· 창상봉합
шок ·· 쇼크
шоковая терапия ···························· 전기 쇼크(충격) 요법
шрам ·· 흉터
шум сердца ································ 심장 잡음

Щ.

щека ·· 뺨
щекотливый ································ 간지러운
щитовидная железа ·························· 갑상선

Э.

экзема ······································ 습진
экспериментальные животные ·········· 실험동물
электрокардиограмма ······················ 심전도 검사
электоркардиограф ························ 심전계
электроэнцефалограмма ···················· 뇌파
электромиограмма ·························· 근전도
электрофотограф ·························· 전기 진단 사진
электрофреническая ························ 횡격막 신경 전기 (자극)
искусственная вентиляция лёгких 호흡(법)

электросон ································ 전기 수면
электролечение ···························· 전기 요법
эмболия лёгких ··························· 폐색전증
эмфизема ································· 폐기종, 폐공기증
эндокард ································· 심내막
эндокринная система ······················ 내분비계
эндометриоз ······························ 자궁내막증
эндоскопия ······························· 내시경
энтерит ·································· 창자염, 장염
энурез ··································· 유뇨(증)
эпидермис ································ 표피
эпидидимит ······························· 부고환염
эпизиотомия, ····························· 회음 절제술
рассечение промежности
эпикарда ································· 심외막
эпилепсия ································ 간질
эрекция ·································· 발기
эритролейкемия ··························· 적백혈병
эритропоэз ······························· (골수에서의) 적혈구 생성
эритроцит ································ 적혈구
этиловый спирт ··························· 에틸알코올

Ю.

юношеский диабет ························· 청소년형 당뇨병

Я.

ягодичная область ························ 둔부
яд ······································· 독
ядовитый ································· 독성의
язва ····································· 궤양
язва, воспаление толстой кишки ·········· 궤양성 대장염

язва желудка ································ 위궤양
язвенная болезнь ························ 소화성 궤양
язык·· 혀
язычок····································· 목젖
яичко, мужская половая железа········· 고환
яичник····································· 난소
яйцо·· 난자
ячмень····································· 다래끼

Литература (참고문헌)

지제근(책임감수), 2010,『한영일중러아 6개국어 의학용어 소사전』, 보건복지가족부, 한국보건복지인력개발원.

이은미(책임감수), 2010, 『한방의료관광 용어집』, 사단법인 한방의료관광협회.

______, 2010, 『한의학 해설』, 사단법인 한방의료관광협회.

Galperin, I. R. (ed.), 1972, *New English-Russian Dictionary*, Vol. 1, 2, Moscow: Soviet Encyclopaedia Publishing House.

Okuda, Kunio, Kakahara, Mitsuo, Nishimoto, Akira & Caccamise, W. C., 1969, *Handbook of Medical English*, 5th ed., Tokyo: Igaku Shoin Ltd.

Академия Наук СССР Институт Русского Языка, 1984, Словарь русского языка, Том I-IV, Москва: Издательство <<русский язык>>.

지은이 소개

최태강(Tai-Kang Choi)

한림대학교 러시아학과 교수
한림대 러시아연구소 소장
University of Glasgow(영국) 정치학박사

이리나(Irina Hovar)

한림대학교 러시아학과 객원교수
Belarusian State University 졸업

러시아어권 의료 용어

초판 발행 2011년 3월 22일

지은이 최태강 · 이리나
펴낸이 고화숙
펴낸곳 도서출판 소화
등록 제13-412호
주소 서울시 영등포구 영등포동 7가 94-97
전화 02-2677-5890
팩스 02-2636-6393
홈페이지 www.sowha.com

ISBN 978-89-8410-402-0 93790

값 16,000원